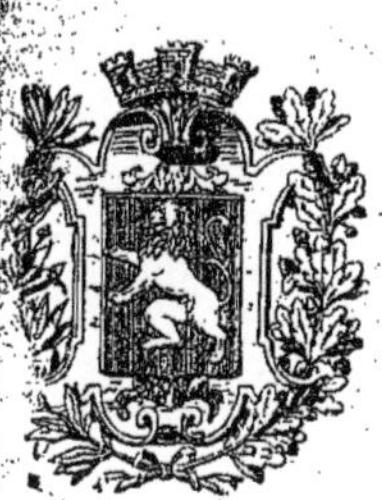

Dr Fernand CHAILAN
Ancien interne des Hôpitaux de Marseille.

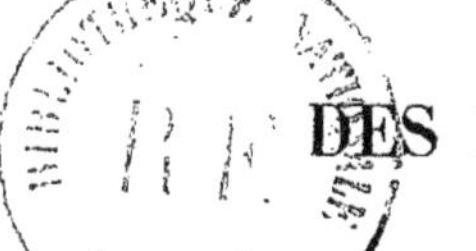

DES MOYENS D'ÉVITER
LES
PROLAPSUS DE L'IRIS
DANS
L'EXTRACTION DE LA CATARACTE

LYON
A. STORCK & Cie, ÉDITEURS
1899

Dr Fernand CHAILAN
Ancien interne des Hôpitaux de Marseille.

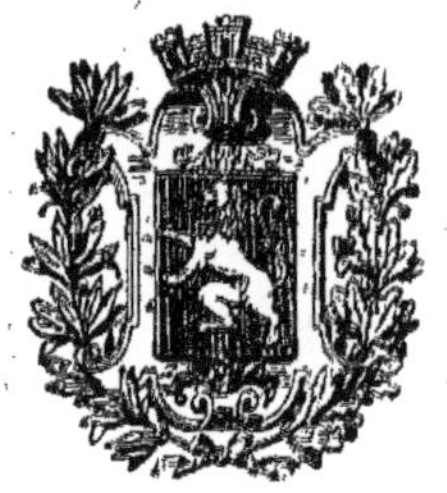

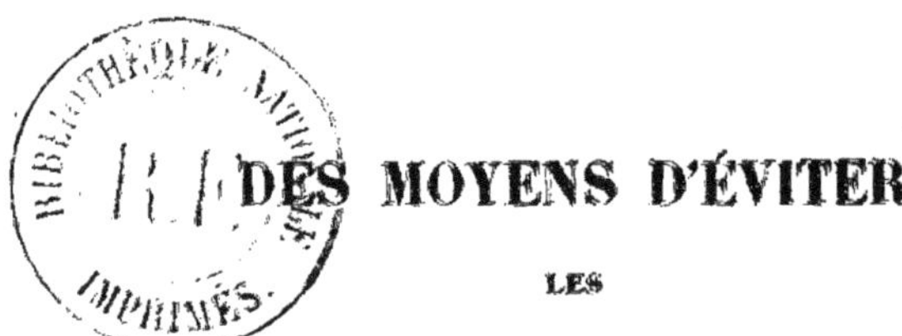

DES MOYENS D'ÉVITER
LES
PROLAPSUS DE L'IRIS
DANS
L'EXTRACTION DE LA CATARACTE

LYON
A. STORCK & Cie, ÉDITEURS
1899

INTRODUCTION

De toutes les complications immédiates ou secondaires de l'extraction de la cataracte, l'une des plus fréquentes, pour ne pas dire la plus fréquente, et l'une des plus fâcheuses pour le succès définitif de l'intervention est certainement le prolapsus de l'iris. Depuis Daviel, cet accident a vivement préoccupé tous les opérateurs, aussi ont-ils essayé de l'éviter par tous les moyens possibles. Leurs recherches ont conduit à des procédés multiples et ont fait naître de longues discussions ; il n'est en effet pas un point du mécanisme du prolapsus, et ils sont nombreux, qui n'ait donné lieu à des essais divers tendant au même but par des moyens souvent opposés.

Le sujet que nous avons pris pour objet de ce travail ayant été maintes fois traité, il semble qu'on ne puisse rien en dire de nouveau et il peut paraître téméraire à nous d'y revenir. Mais il nous a été donné d'assister à deux tentatives originales de M. Nicati, l'emploi d'un pessaire oculaire et la cautérisation immédiate de l'iris. Un point nouveau de la question nous est apparu et, quoique ces essais n'aient donné que des succès relatifs, tout au moins en ce qui regarde le pessaire, nous avons voulu en donner les résultats.

Avant d'aborder notre sujet, il est bon de s'entendre sur quelques mots : chez certains auteurs, on trouve employées indifféremment les expressions de prolapsus, de hernie et d'enclavement de l'iris, tandis que chez d'autres, avec plus de raison, elles désignent des états différents ; elles ne sont en effet pas synonymes. Pour nous, il nous semble que le mot prolapsus est un terme général désignant tout relâchement, toute chute d'une partie quelconque de l'iris et comprenant tous les déplacements de la membrane hors de sa position normale. Quant aux mots hernie et enclavement, ils ont un sens plus restreint, ils s'appliquent chacun à des degrés différents de prolapsus. Il y a enclavement lorsque l'iris s'introduit seulement dans la plaie par les lèvres de laquelle il se fait pincer et dont il ne peut plus se dégager par l'effort seul de la nature ; il se montre alors sur la surface de section, mais sans faire nettement saillie à l'extérieur. Il y a hernie lorsque la portion procidente non seulement pénètre dans la plaie, mais encore apparaît complètement en dehors sous forme de tumeur.

Comparant ces deux degrés du prolapsus de l'iris à une hernie viscérale, à la hernie-inguinale par exemple, on peut dire que l'enclavement correspond à la hernie interstitielle ou même à la pointe de hernie, tandis que la hernie de l'iris correspond à l'oschéocèle.

Nous avons dit que le prolapsus était un accident de la cataracte, il peut être primitif ou secondaire ; il se produit soit immédiatement, pendant l'opération, soit consécutivement, après un temps variant de quelques heures à quelques jours. Lorsque l'iris est intact, que le prolapsus soit primitif ou secondaire, il constitue presque toujours une hernie. Ce n'est que dans les cas où la cicatrisation est assez avancée et qu'il ne s'y produit qu'une très petite ouverture, qu'il peut y avoir seulement enclavement. Au contraire, quand l'iris est excisé, la hernie n'est plus possible, seul l'enclavement peut se faire, aussi bien pendant qu'après l'opération.

Au moment où la hernie se produit, on voit la pupille se déformer, s'allonger et perdre sa forme circulaire pour prendre celle d'un ovale à petite extrémité située vers la plaie cornéenne; puis l'iris pénètre sous celle-ci pour finalement apparaître à l'extérieur en formant une masse noirâtre de volume variable.

Quand il y a enclavement, la pupille se déforme comme dans la hernie, en prenant un aspect allongé, une portion de l'iris intact disparaît de la chambre antérieure ou, si l'on a fait l'iridectomie, les angles de la plaie irienne perdent leur place et se confondent avec la plaie de la cornée : à la surface de celle-ci apparaît alors un point pigmenté qui n'est autre que l'iris enclavé.

Les prolapsus consécutifs se manifestent par de vives douleurs dans l'œil opéré, soit le lendemain, soit parfois brusquement quelques jours après, et succédant à une période de calme complet. Tantôt l'accident se borne à ces douleurs qui sont dues au pincement de l'iris et qui, après avoir atteint un maximum d'intensité et duré quelques jours, se calment; tout rentre alors dans l'ordre, la cicatrisation se fait bien, l'iris enclavé se recouvre d'épithélium, il n'y a plus de danger d'infection et le résultat de l'intervention est heureusement assuré; mais l'œil n'en reste pas moins exposé à un glaucome possible dû au pincement de l'iris et aux adhérences qu'il a forcément contractées. Ces cas relativement bénins sont malheureusement rares; le plus souvent les choses ne se passent pas aussi simplement, la cicatrisation se fait vicieusement et donne lieu à une cicatrice cystoïde, non seulement l'iris adhère à la plaie, mais il est de plus en plus attiré vers elle, d'où des tiraillements longtemps douloureux; la vision est alors toujours compromise et l'œil devient d'une fragilité extrême grâce au staphylome. Enfin l'iris exposé à l'air peut amener des accidents encore plus graves, il est accessible à tous les micro-organismes pathogènes variés qui habitent normalement le sac conjonctival, il s'infecte et devient le point de départ d'irritations inflammatoires, iritis, iridocyclites et irido-choroïdites, qui non seulement font traîner la cicatrisation en longueur, mais amènent souvent la phtisie de l'œil et parfois même des irritations sympathiques de l'autre.

On voit combien est grave le pronostic des prolapsus et l'on conçoit alors le bien-fondé des nombreuses recherches faites en vue de les éviter.

I

HISTORIQUE

L'historique des prolapsus est en somme celui de l'extraction de la cataracte, il peut se diviser en trois périodes : la première, comprenant les débuts de l'extraction de la cataracte, commence à Daviel pour finir à de Græfe ; la deuxième allant de ce dernier jusque vers 1875, époque à laquelle il se fait un retour à la méthode française, et enfin la troisième s'étendant de 1875 à nos jours.

Dans la première période, Daviel, à la suite des circonstances que l'on sait, crée de 1745 à 1752 l'extraction de la cataracte qui remplace alors, d'une manière définitive, l'abaissement. Il est suivi par tous les opérateurs qui, comme lui, ne font à peu près que l'extraction simple. Daviel et ses imitateurs eurent, il est vrai, des prolapsus et toutes leurs conséquences à déplorer ; mais à cette époque, si la hernie de l'iris était un danger dans l'opération de la cataracte, elle n'en était pas le plus grand. Qu'était-ce, en effet, à côté des suppurations si fréquentes alors ? Daviel ne semble pas avoir beaucoup redouté les prolapsus, il pensait les réduire facilement, mais cependant il aurait fait des extractions combinées.

Après lui, Richter, de Gœttingen, qui précise le premier les indications de l'extraction, et Beer, de Vienne, comprennent mieux les dangers des enclavements ; ils les attribuent à la trop grande dimension du lambeau qu'ils réduisent à la moitié inférieure de la cornée et placent l'incision sur une ligne passant au-dessus du limbe.

C'est sans doute encore cette crainte des prolapsus qui inspire les modifications apportées à l'opération de Daviel par de nombreux opérateurs tels que Santerelli, Jœger, Guépin, Blasius, Mackensie, John Scott, etc.

Mais pourtant, dans toute cette période, on se contente de les traiter quand ils se produisent et on ne cherche pas ou peu à les prévenir. Ce n'est que peu avant de Græfe que Mooren (1862) et Jacobson, en 1863 font dans le but des iridectomies préventives.

La deuxième période est l'ère de l'extraction combinée comme la première était celle de l'extraction simple. Elle commence avec de Græfe qui change totalement l'opération de la cataracte, il reprend l'extraction linéaire que Travers faisait déjà en 1814 et Gibson en 1819. Comme ces derniers, il ne se sert d'abord de cette incision que pour les cataractes molles qu'il opérait avec le couteau lancéolaire. Ce n'est que six ans plus tard que, étendant le procédé à toutes les cataractes, aussi bien aux cristallins durs qu'aux liquides, il crée sa deuxième méthode, l'extraction linéaire combinée.

Il partait de cette idée que les infections si fréquentes alors venaient d'une trop grande incision. Aussi chercha-t-il à réduire celle-ci au minimum, pour diminuer les chances de contamination ; ce fut ce qui l'amena à faire l'extraction linéaire dans les cataractes ordinaires, mais il ne se servait plus du couteau lancéolaire et la faisait alors avec un couteau construit dans ce but et qui porta ensuite son nom.

Il faisait avec cet instrument une ponction dans l'angle de la chambre antérieure, pénétrait à 2 millimètres en dehors de la cornée, un peu au-dessus du point d'intersection des deux tangentes verticale et horizontale à sa périphérie, et sortait au point symétriquement placé de l'autre côté de la cornée. Mais l'incision linéaire, trop petite pour permettre l'issue facile du cristallin, favorisait les froissements et les hernies de l'iris. Pour y remédier il fut obligé d'ajouter l'iridectomie qui devenait ainsi une conséquence fatale de la méthode.

Pendant cette période, quelques opérateurs restent fidèles à l'extraction simple, mais le plus grand nombre suit l'exemple de de Græfe. Pourtant on corrige sa manière de faire. Si l'extraction combinée reste en grande faveur, l'incision n'est pourtant plus linéaire ; on la modifie, on l'éloigne du type de Græfe pour faire des lambeaux de dimension et de siège variables.

Vers 1875, commence un mouvement de réaction contre l'extraction combinée. Si l'iridectomie préserve des hernies, elle n'empêche pas les enclavements et on lui impute des méfaits ; aussi cherche-t-on alors à l'abandonner et se produit-il un retour vers l'extraction simple. C'est le moment où l'antisepsie est adoptée dans la chirurgie oculaire, on a des idées nouvelles sur les opérations; les suppurations que de Græfe voulait éviter ne sont plus à craindre et les conditions dans lesquelles on opère étant changées, on n'est plus soumis aux mêmes nécessités ; la question de l'opération de la cataracte est alors en quelque sorte reprise entièrement à nouveau.

A la tête de ce mouvement se placent MM. de Wecker, Panas, Gayet, Chavernac qui sont suivis de la plupart des ophtalmologistes ; l'extraction simple revient alors en faveur. Mais une fois la question microbienne mieux comprise, on ne tarde pas à reconnaître qu'on est allé trop loin, car si l'antisepsie préserve des suppurations, elle n'en exige pas moins des précautions ; or, ce n'est pas elle qui évite les prolapsus, ceux-ci deviennent au contraire plus fréquents avec les grands lambeaux exigés par l'abandon de l'iridectomie et par conséquent d'un autre côté on augmente les chances d'infection tardive. Mais on ne veut pas revenir à l'extraction combinée, on cherche alors à éviter les prolapsus en modifiant différents points de l'opération. La dimension du lambeau, sa situation, sa direction sont accusées de produire l'accident ; aussi les modifie-t-on et se met-on à la recherche de l'incision la plus favorable à une bonne et rapide coaptation de la plaie ; tous les diamètres, tous les points de la cornée sont essayés ; la dimension du lambeau varie entre le grand lambeau de Daviel et l'incision linéraire de de Græfe, tous les intermédiaires entre ces deux extrêmes sont utilisés : les uns se rapprochent de la périphérie tandis que d'autres cherchent au contraire à s'en éloigner le plus possible, on fait même des incisions paracentrales. Mais tous ces moyens donnent des succès et des insuccès ; c'est pourquoi on finit par conclure, comme le font MM. Panas, Gayet, Schweigger, que la plaie cornéenne n'est probablement pour rien dans la production des prolapsus et qu'il faut en chercher la cause ailleurs. C'est alors à d'autres procédés qu'on a recours : on fait des sutures, des iridectomies diverses, des iritomies variées, on emploie des alcaloïdes agissant sur l'iris et tant d'autres procédés.

Pourtant, dès le début de cette période, plusieurs auteurs comprennent le danger de cet abandon systématique de l'extraction combinée : parmi ceux-ci il faut placer M. Landolt qui est l'un des premiers à pousser le cri d'alarme et M. Nicati qui signale le péril à propos d'une ophtalmie sympathique insidieusement survenue après guérison apparente chez un malade opéré d'extraction simple. Du reste les partisans les plus convaincus de l'extraction simple deviennent bientôt moins exclusifs et reviennent à l'extraction combinée, sinon pour tous les cas, tout au moins pour un grand nombre.

Pour ne pas nous exposer à des redites et à des longueurs, nous avons cru plus utile et plus pratique de faire de cet historique un répertoire alphabétique au lieu de mettre les auteurs suivant l'ordre chronologique.

Abadie avait d'abord proposé l'excision de l'iris et l'emploi du bandeau compressif et au besoin la cautérisation; en 1886, il soutient devant la Société française d'ophtalmologie qu'on ne doit pas hésiter à adopter l'extraction simple.

Albrand donne en 1896 une statistique de 295 opérations concluant à la supériorité de l'extraction combinée.

Aquilard Blanch, en 1890, est partisan de l'extraction simple.

Arlt, en 1852, éloigne son incision de 1/2 à 1 millimètre du bord cornéen et fait en 1874 l'extraction combinée.

Ayres, en 1870, préfère de beaucoup l'extraction combinée.

Bagneris considère « l'iridectomie comme très utile, sinon indispensable, dans tous les cas où la cataracte n'est pas entièrement dure, ce qui est le plus fréquent. Elle assure une bonne kystitomie, un exact et rapide nettoyage, simplifie les manœuvres d'expulsion, rend inutile le lever du pansement ».

Beer en 1817, s'exprime ainsi : « L'opérateur, en faisant pénétrer le couteau à cataracte, place la pointe dans l'angle externe, sur la cornée même, à 1/8 de ligne au-dessus de son diamètre transversal, l'instrument ayant une direction oblique par rapport à l'iris, et le tranchant étant dirigé en bas. »

Bernard donne en 1895 une statistique de 133 sutures de la cornée pratiquées après l'extraction de la cataracte et dans lesquelles on ne compte que 5 prolapsus.

Bettremieux, élève d'Abadie, préconise en 1886 l'extraction simple, mais il fait l'iridectomie dans les cas suivants : 1° un certain temps avant l'opération dans les cas de cataracte mûrissant très lentement et dans certaines cataractes compliquées ; 2° immédiatement avant l'extraction quand l'iris s'oppose à la sortie du noyau et dans les cas où on ne peut compter sur le calme parfait nécessaire à la cicatrisation de la plaie sans enclavement ; 3° immédiatement après l'extraction toutes les fois que l'iris a été contusionné et qu'il rentre difficilement ; 4° un certain temps après l'extraction dans les cas d'enclavement.

En 1894, il dit que le meilleur moyen d'éviter les enclavements est de faire le lavage du sac capsulaire avec de l'eau boriquée et d'en pratiquer l'aspiration, s'appuyant sur ce fait que lorsqu'on ne fait la toilette qu'avec des manœuvres digitales, une certaine partie des masses corticales s'accumule en arrière de l'iris vers le haut de l'angle iridocapsulaire, et dans les jours qui suivent, elles gonflent, refoulent en avant et diminuent d'autant l'angle irido-cornéen au niveau précis de la section.

Bévérini reproche, en 1887, à la méthode linéaire combinée de favoriser les enclavements et surtout ceux de la cristalloïde antérieure ; il conseille l'emploi de l'extraction à lambeau sans iridectomie, réservant la méthode combinée pour les cas exceptionnels et complexes et recommande surtout le lambeau d'Abadie avec conservation d'un pont sclérotical.

Borry, élève de Gayet, donne dans sa thèse (1889) une statistique favorable à l'extraction simple et attribue l'enclavement, suivant les idées de son maître, surtout à l'exagération de tension ; si cette hypertonie est constatée, il fait l'iridectomie et ne compte pas sur l'ésérine.

Bourgeois donne le résultat de quatre-vingts opérations de cataracte en faveur de l'extraction simple.

Bowman, en 1865, extrait le cristallin en entier au moyen d'une curette spéciale ; mais comme il fait une ouverture étroite, il est obligé de sacrifier la portion de l'iris contusionnée par le passage de l'instrument. Il donne ensuite à sa section un emplacement tel que l'incision tombe au-dessous de la périphérie de l'iris tout en conservaut des extrémités scléroticales.

Bribonia (MM.) font en 1890, l'extraction simple et réservent l'iridectomie pour les cas où ils ont des motifs de redouter les prolapsus, c'est-à-dire : 1° quand il y a des difficultés inattendues; 2° quand il reste une grande quantité de matières molles; 3° quand il est difficile de réduire l'iris prolabé ; 4° si une opération sans iridectomie a été fâcheuse pour d'autre cas.

Cant, 1891, ne fait pas l'iridectomie ; en 1893, il examine la plaie opératoire vingt-quatre heures après l'opération ; s'il y a le moindre prolapsus, il donne immédiatement du chloroforme et, en même temps, rompt avec une spatule toutes les adhérences qui pourraient exister, puis excise. Si on attend plus de vingt-quatre heures, l'iris est enclavé dans les angles de la plaie, s'enflamme et contracte des adhérences beaucoup plus fermes.

Casabianca, en 1884, fait l'extraction combinée.

Chavernac, après avoir longtemps pratiqué l'extraction simple, fait l'extraction combinée qu'il abandonne en 1883 et remplace alors l'iridectomie par une iritomie linéaire inférieure de 1 millimètre environ. Cette iritomie favorise l'issue du cristallin tout en ne déformant pas la pupille: une opération semblable aurait été proposée par Moura Brasil en 1881, et par Gaillet.

Chélius, 1889, réduit les prolapsus par des manœuvres exercées sur les paupières.

Chibret se contente de faire l'excision des hernies accentuées et se servait seulement de la compression et de l'ésérine dans les cas légers. En 1884 il décrit sa nouvelle manière de faire l'iridectomie; il introduit la pince-ciseaux à plat dans la plaie et la ferme brusquement en appuyant sur l'iris; si celui-ci a de la tendance à se hernier, si peu que ce soit, il se laisse pincer et exciser.

Au Congrès de Moscou, 1897, il est partisan du lavage de la chambre antérieure car l'amas de masses corticales dans l'angle capsulaire peut provoquer des hernies.

Cloquet et Bérard, 1834, se contentent s'il y a hernie de faire des frictions sur la paupière inférieure, puis de réduire l'iris au moyen du sytlet et s'il y a des adhérences de les cautériser ou de les exciser.

Coppez, en 1887, donne au Congrès de Londres une statistique favorable à l'extraction simple. Il réduit l'iris s'il fait hernie et injecte dans la chambre antérieure un liquide contenant de l'ésérine et de l'acide borique ; ce mélange a l'avantage de nettoyer la chambre antérieure et de provoquer une forte contracture pupillaire capable de s'opposer à l'enclavement ; s'il y a une hernie consécutive, il n'excise pas, mais instille de l'ésérine.

En 1898, à propos d'une discussion sur l'extraction inférieure à la Société d'ophtalmologie, il déclare qu'il a abondonné la kératotomie inférieure à cause de l'entropion spasmodique qui peut produire de l'infection ou retarder la cicatrisation.

Critchett, en 1865, exécute le procédé de de Græfe mais le corrige en abaissant son incision ; il fait un lambeau occupant le tiers supérieur de la cornée et n'excise qu'une petite portion d'iris ; de plus son incision tombe au-dessous de la périphérie de la cornée, mais conserve des extrémités scléroticales.

Au Congrès de Heidelberg de 1888, il déclare qu'après avoir employé l'extraction simple, il se rattache définitivement à l'extraction combinée comme donnant une plus grande sécurité.

Cuisnier, 1877, préconise la méthode à lambeau périphérique de de Wecker et montre le peu de fréquence des prolapsus que l'on a avec elle surtout si on ajoute l'effet de l'ésérine qui abaisse la tension intra-oculaire.

Culbertson emploie en 1886 la méthode de Galezowski.

Desjardins pense, d'après ses expériences, que les avantages d'une opération sans iridectomie ne peuvent compenser ceux d'une opération avec iridectomie.

Desmarres, en 1847, combat immédiatement les hernies de l'iris par la manœuvre de A. Cooper sur la paupière supérieure, qu'il fait suivre de l'action immédiate de la lumière; mais il s'aide au besoin de la curette, puis rapproche les paupières qu'il maintient fermées pendant un quart d'heure; si ces moyens ne suffisent pas, il fait l'excision. Il imagine ensuite une incision sous-conjonctivale qui laisse un petit pont de conjonctive devant hâter la cicatrisation.

En 1858, il pousse le couteau à 1 millimètre de la sclérotique dans l'épaisseur de la cornée et à une égale distance au moins au-dessous du diamètre transversal de la pupille; il déclare, en 1892, qu'après avoir pratiqué pendant dix-huit mois l'essai loyal de l'extraction sans iridectomie, il y a complètement renoncé.

Dianoux, en 1898, attribue à l'iridectomie si peu d'influence sur la vision qu'il croit que même celle-ci n'est même pas gênée par l'iridectomie inférieure.

Dufour suit la règle suivante : il opère sans iridectomie quand la cataracte est mûre et la cornée grande, ce qui permet de faire une incision périphérique et non étendue; il opère avec iridectomie quand la cornée est petite ou la substance corticale molle, ou quand la cataracte n'est pas mûre; au congrès de Moscou, il dit qu'une petite cornée doit toujours faire craindre une hernie de l'iris; quand elle se produit, il vaut mieux la laisser guérir spontanément que de l'exciser, car pour sa part, il a observé plusieurs cas d'ophtalmie sympathique après l'excision. En 1898, il est partisan de l'incision inférieure sans iridectomie, persuadé que le lambeau inférieur préserve des prolapsus, parce que la paupière inférieure favorise la coaptation de la plaie, tandis que la pression de la paupière supérieure a beaucoup plus de tendance à la faire bâiller dans l'extraction supérieure.

Ebner rapporte, en 1897, 400 opérations de cataracte faites avec iridectomie par le professeur Rothmand et dont les résultats sont en faveur de l'extraction combinée.

Esberg (de Hannover), pour prévenir les prolapsus, cherche à faire une incision nette et franche et à diminuer autant que possible le traumatisme de l'iris.

Fage, 1894, estime que l'atropine ne paraît pas constituer une prédisposition aux prolapsus, c'est pourquoi il l'emploie; en revanche il trouve l'ésérine inutile.

Fuchs craint d'autant plus les prolapsus que la section est plus périphérique; aussi les sections sclérales y tendent plus que les sections cornéennes, d'où la nécessité de faire l'iridectomie dans les premières.

Galezowski, qui pratiquait l'iridectomie en 1871, fait le 22 novembre 1882 une communication à la Société de chirurgie, sur la nécessité d'abandonner l'excision de l'iris dans l'extraction de la cataracte pour revenir à une extraction simple à lambeau modifié; quant à lui, il ne fait plus que des iridectomies secondaires.

En 1885, il évite les hernies de l'iris en faisant l'incision à 2 millimètre du limbe scléro-cornéen; par ce moyen il eut 437 succès sur 486 cas; en 1887, il recommande dans le même but de ne jamais instiller d'atropine avant l'opération et de n'ouvrir l'œil que six ou sept jours après celle-ci. Au congrès de Heidelberg, il dit que, pour éviter les prolapsus dans l'opération de Daviel, il faut la modifier, en faisant comme de Graefe la ponction et la contre-ponction dans la sclérotique et en faisant un lambeau dont le sommet s'éloigne du limbe de 2 millimètres à 2 mill. 5.

En 1890, il regarde encore l'extraction simple comme l'opération de choix, mais il fait pourtant l'iridectomie : 1° lorsque l'iris se porte sur le couteau pendant qu'on taille le lambeau; 2° dans les cataractes adhérentes avec synéchies postérieures; 3° quand la plaie a été taillée trop petite par rapport au cristallin et que ce dernier ne s'engage pas dans la plaie; 4° dans les cas de capsule lenticulaire où il est impossible de retirer la capsule; 5° pour les cataractes subluxées et branlantes; 6° dans les cataractes constitutionnelles.

Enfin en 1891, il propose la suture de la cornée dans certain cas, quand, par exemple, il y a prolapsus.

Gauran (1885) se contente des myotiques et de la compression contre les enclavements.

Gayet considère d'abord l'enclavement comme l'accident de la méthode simple: pourtant, en 1885, il abandonne l'iridectomie et préconise alors les lavages soigneux de la chambre antérieure afin d'enlever les débris cristalliniens qui sont une des principales causes d'hypertension et par conséquent de prolapsus. L'hypertension est due soit à des spasmes semblables à ceux qui expulsent violemment le cristallin, soit à un réflexe glaucomateux, soit au gonflement des débris cristalliniens et des lambeaux de la cristalloïde restés dans la chambre antérieure.

En 1888, au Congrès de Heideberg, il fait un rapport sur la cataracte et arrive aux conclusions suivantes : l'étendue de la section doit varier depuis un tiers jusqu'à la moitié de la cornée ; la meilleure incision doit se faire sur le limbe cornéen, choisi par Daviel, Wengel, de Wecker et auquel sont revenus Schweigger et Knapp ; quant aux méridiens, ils ont tous été expérimentés et ont tous réussi. Pour lui, il choisit une incision d'un peu plus de 3/7 de la circonférence pratiquée sur le limbe et parallèlement à l'iris ; il se prononce nettement contre l'iridectomie qui ne doit être qu'un incident opératoire et ne se faire que dans les cas exceptionnels.

Giraud-Teulon après avoir essayé le petit lambeau supérieur de Notta déclare qu'il lui a donné un assez grand nombre d'enclavements.

Gomès réduit le lambeau de Daviel au quart inférieur de la cornée et préconise le lambeau compressif et les instillations d'atropine.

A. de Græfe, 1888, est partisan de l'iridectomie, il estime que l'extraction simple donne des enclavements sous l'influence la plus minime.

Grandclément, 1895, trouve très rare de voir les hernies se réduire d'elles-mêmes ; pendant une pratique de vingt-cinq ans, il n'a vu que deux fois le fait se produire. On peut à la rigueur espérer la réduction par l'atropine, ou l'ésérine selon le cas, ou le taxis, mais incomplètement et lorsqu'elle est récente, parce que la portion herniée forme vite un véritable kyste irréductible qui n'est plus en communication avec la chambre antérieure. L'excision réussit souvent, mais pas toujours, car si la hernie est volumineuse l'excision laisse dans la coque oculaire une plaie béante qui tarde à se fermer ; c'est donc une porte ouverte à toutes les infections possibles ; ce qui fait remplacer l'excision par la cautérisation au galvanocautère. C'est là une bonne méthode, à condition de perforer l'enveloppe kystique sur plusieurs points afin de la vider de son contenu ; mais il vaut mieux fendre cette tumeur de part en part dans son grand diamètre.

En 1898, il est partisan de faire l'iridectomie d'emblée et de propos délibéré, toutes les fois que la pupille s'est mal ou très peu dilatée sous l'influence de l'atropine, ou si, après la sortie du cristallin, l'iris montre trop de propension à paraître à la fenêtre.

Haab estime que les succès sont plus constants avec la méthode combinée.

Haltenhoff pense que la plus petite cause favorise le prolapsus dans l'extraction simple, et préfère en conséquence employer l'iridectomie.

Hasner fait l'extraction simple mais prolonge son lambeau sous la conjonctive.

Von Hippel, en 1893, pratique exclusivement l'extraction combinée.

Hyades, 1865, suit la méthode de de Græfe et fait de larges iridectomies.

Jacobson, qui fait déjà en 1863 des extractions combinées, fait la ponction et la contre-ponction dans le limbe.

Jœger, 1873, modifie la méthode de de Græfe, il se sert d'un couteau courbe et de forme cylindrique qui diffère pour les deux yeux. Il entre à 3 millim. 5 au-dessous du bord supérieur de la cornée, mais engage l'instrument à 2 millim. 1/2 de jonction scléro-cornéenne faisant ainsi une plaie externe d'une longueur considérable. L'iris est très largement excisé.

Kalt fait en 1894 la suture de la cornée ; et passe ses fils avant l'ouverture de la chambre antérieure.

Kamoki réfute l'opinion émise par Mutermilch sur l'effet de l'atropine ; cet alcaloïde n'agit pas comme le dit ce dernier, mais il provoque la paralysie du sphincter qui est le seul muscle de l'iris et de plus il est dangereux.

Knapp en 1867 exécute intégralement le procédé de de Græfe. puis fait un lambeau.

En 1888, il fait l'extraction sans iridectomie de propos délibéré, il fait un lambeau très périphérique, puis le lavage de la chambre antérieure avec une solution de sublimé à 1/10000. En 1891, il combat encore l'iridectomie et déclare en 1895 qu'il ne la fait que : 1° dans les états pathologiques de l'œil ; 2° quand il y a tendance au prolapsus ; 3° quand il y a des accidents pendant l'opération.

Kühnt de Kœnigsberg, en 1897, n'admet pas l'extraction simple pour tous les cas ; il estime que l'iridectomie est parfois nécessaire. Il fait l'extraction combinée quand la cataracte est trop grosse, quand la pupille est très étroite, quand on doit opérer sous le chloroforme, chez ceux qui n'ont qu'un œil, dans les cataractes à longue durée et pas tout à fait mûres, dans les cas où il y a beaucoup de masses corticales et enfin quand l'iris a de la tendance au prolapsus.

Lagrange, 1897, fait l'extraction simple quand la cataracte est très mûre et qu'on peut espérer un nettoyage facile, lorsque la tension est normale ; il évite en outre le colobome chez les femmes et les jeunes sujets où le point de vue esthétique n'est pas à négliger. Mais l'iridectomie est indiquée dans tous les autres cas beaucoup plus nombreux ; avec elle le nettoyage est plus aisé et plus parfait, les cataractes secondaires sont réduites au minimum, les enclavements sont rares quand on a soin de bien remettre les angles en place.

LANDOLT se déclare en faveur de l'extraction combinée. Il étudie en 1892 l'état de la question et après avoir pesé les avantages et les inconvénients des deux méthodes, opte finalement pour l'extraction combinée, si on veut n'avoir qu'une seule méthode.

LEBRUN, 1872, fait la même incision que Liebreich, mais la fait en haut au lieu de la faire en bas ; son lambeau a de 3 à 4 millimètres de hauteur mais il ne fait pas d'iridectomie.

LIEBREICH, 1872, pour éviter les inconvénients de l'iridectomie, fait tomber sa section à 1 millimètre du bord cornéen, la ponction et la contre-ponction étant situées l'une et l'autre à une distance de 1 millim. 5 à 2 millimètres au-dessus du diamètre horizontal. Le tranchant du couteau de de Græfe étant dirigé en bas, il se propose de faire une section courbe. Le couteau doit sortir un peu au-dessous de la jonction du tiers inférieur avec le tiers moyen de la cornée.

LOPEZ, 1891, donne deux cas de prolapsus réduits l'un en cinq jours, l'autre en neuf par l'ésérine, avec cependant un léger déplacement de la pupille.

MACHEK, 1893, conclut d'après une statistique de 121 opérations que la méthode de de Græfe donne des succès plus constants.

Mackensie, 1856, ne recommande l'excision de l'iris que quand le prolapsus est produit.

Manolescu dit que les enclavements de l'iris, les irido-choroïdites et les iritis, les occlusions pupillaires et les cataractes secondaires sont beaucoup plus fréquents après l'extraction simple ; en 1893 il estime que les prolapsus sont surtout le résultat de la propulsion de l'iris par l'humeur aqueuse située à la face postérieure de l'iris, le contact serré existant entre la papille et le corps vitré empêchant le liquide de passer dans la chambre antérieure sans refouler l'iris. Il pratique pour éviter cela plusieurs incisions vers le milieu des fibres radiaires.

Mesguen, en 1871, préconise vivement l'extraction combinée.

Meyer, au Congrès de Heidelberg de 1887, ne fait l'iridectomie que lorsque l'iris se présente et que la pupille prend une forme ovale.

Van Millingen imagine, en 1894, les verres de contact qui lui auraient donné quinze succès. Ce sont de petites cupules de verre pouvant être adaptées à la forme de chaque œil à opérer ; on a soin en les plaçant de chasser par un jet de liquide l'air qu'il peut y avoir entre eux et la cornée de façon à assurer le contact intime.

Monoyer, en 1877, fait son extraction quasilinéaire simple ou composée ; il commence l'incision dans la zone préirienne de la sclérotique à 2 ou 3 millimètres au-dessous du diamètre transverse de la cornée et à 1 millim. ou 1 millim. 5 de la circonférence de celle-ci, faisant alors un lambeau occupant la moitié inférieure de la cornée ; il ne fait l'iridectomie que si l'iris empêche le cristallin de sortir, mais si ce n'était la crainte de l'hémorragie dans la chambre antérieure, il la ferait toujours et avant l'ouverture de la capsule.

MOOREN, en 1862, voulant éviter les complications postopératoires eut le premier l'idée de faire une iridectomie préventive quinze jours avant l'extraction du cristallin.

MUTERMILCH, 1893, pense que les prolapsus de l'iris après l'extraction de la cataracte sont dus à la diminution de contractilité de cette membrane; pour y obvier, il sature l'iris d'atropine.

Il revient l'année suivante sur cette question, il considère l'atropine comme le meilleur agent pour prévenir les enclavements et comme un tonique propre à favoriser le rétrécissement de la pupille après l'extraction et à maintenir l'iris dans sa position naturelle.

Il se base pour cela sur l'existence d'un muscle dilatateur de l'iris. Pour lui l'atropine n'est nullement dangereuse et ne peut l'être que lorsqu'il y a un glaucome déclaré.

NICATI en 1883 propose contre le glaucome et contre le prolapsus de l'iris dans l'extraction de la cataracte une iridectomie fenêtrée qui consiste à sectionner un fragment d'iris à sa périphérie tout en respectant le sphincter. En 1892, il arrive aux conclusions suivantes : 1° l'iridectomie ordinaire empêche les hernies, mais n'empêche pas les enclavements; 2° l'iridectomie fenêtrée faite en chargeant la périphérie de l'iris sur le couteau et l'incision de l'iris pendant la section rendent les enclavements et les hernies moins fréquents, mais ne les suppriment pas; 3° seule une large iridectomie faite en chargeant l'iris sur le couteau semble absolument efficace; 4° la cystotomie en lambeau faite d'après Gayet en même temps que la section cornéenne prévient mieux que d'autres les enclavements capsulaires ; 5° un lambeau conjonctival protège efficacement la cicatrice contre les dangers graves des hernies et des enclavements.

En 1897, il reconnaît que l'iridectomie au couteau n'est guère recommandable qu'avec le tranchant modèle d'un couteau fraîchement aiguisé par le bon faiseur ; tout autre instrument mâche l'iris et donne un résultat défectueux.

Nimor, en 1891, donne la préférence à l'extraction combinée.

Notta, de Lisieux, préconise en 1873 l'extraction simple avec un petit lambeau supérieur.

Nuel, en 1896, se dit à l'abri des prolapsus grâce à sa manière d'opérer : une cause principale de prolapsus consiste en ce que l'iris a été une première fois poussé hors de l'œil. Pour éviter cette hernie primitive, il ne faut pas déplacer le cristallin suivant son plan équatorial, mais le faire basculer autour de son équateur comme axe, de façon à le faire passer au-devant de l'iris.

Pagentœscher, en 1894, admet l'extraction combinée et la conseille aux débutants, trouvant l'extraction simple trop délicate pour eux.

Panas revient en 1885 à la méthode de Daviel et ne fait l'iridectomie que secondairement ou dans certains cas. Il la fait : 1° dans les cataractes adhérentes ; 2° dans les cataractes non mûres ; 3° dans les cataractes compliquées de glaucome et de rigidité de l'iris ; 4° dans les cataractes accidentellement luxées et branlantes.

Il montre les avantages de l'extraction simple et les inconvénients de l'extraction combinée ; son lambeau oscille entre le tiers et les deux cinquièmes de la circonférence de la cornée, son incision est située sur le limbe scléro-cornéen et malgré cela les prolapsus sont exceptionnels. En 1886, il ajoute qu'il est inutile de se servir d'atropine et d'ésérine dont les effets ne s'équilibrent pas et ne peuvent être contrebalancés ; le seul mydriatique à employer est la cocaïne dont l'action est moins tenace que celle de l'atropine. Pour lui, une incision faite obliquement à la cornée et donnant des lèvres en biseaux favorise la coaptation.

Parinaud estime que plus la plaie est linéaire, plus elle expose à l'enclavement, parce qu'elle donne une coaptation immédiate moins parfaite et qu'elle a de la tendance à rester entre-bâillée, soit spontanément, soit sous l'influence de contractions musculaires. En 1891, il fait l'iridectomie chez les indociles et chez les malades qui toussent ; dans les enclavements tardifs, il préfère la destruction au galvanocautère. En 1893, il ne dédaigne pas le lambeau inférieur et croit que si les prolapsus sont moins fréquents avec lui, c'est parce que la coaptation de la plaie est moins parfaite et que l'humeur aqueuse peut alors filtrer.

Perrin (Maurice), qui en 1883 préconise les incisions centrales sans iridectomie, fait pourtant, en 1886, l'excision immédiate de l'iris.

Pflüger dit au Congrès de Moscou de 1897 que les causes du prolapsus de l'iris découlent de la nature même de la cataracte, de la méthode opératoire, de la conduite et de la santé du patient.

Dans les cas douteux, il faut faire une iridectomie partielle secondaire, aussi petite et aussi périphérique

que possible. Il indique de pratiquer cette iridectomie :

1° Après l'extraction simple, quand la pupille ne se rétrécit pas normalement ;

2° Quand il reste de petites masses corticales ; quand le patient ne reste pas tranquille.

D'après Knapp, cette méthode d'iridectomie périphérique serait déjà pratiquée depuis plusieurs années à Boston. C'est d'ailleurs celle que M. Nicati avait proposée en 1883, sous le nom d'iridectomie fenêtrée.

Pinel-Maisonneuve, en 1887, fait l'iridectomie toutes les fois que l'iris est repoussé par le cristallin.

Pinto (Gama) traite en 1887 avec succès les prolapsus en excisant la partie herniée et en dégageant avec le stylet les bords enclavés de l'iris ; mais il ne cherche pas à prévenir les enclavements.

Plettink-Bauchau, en 1896, ne reconnaît à l'iridectomie que de nombreux inconvénients : hémorragies, prolapsus du vitré, difficulté d'une incision nette de l'iris ; aussi préfère-t-il l'extraction simple et se déclare-t-il partisan du lambeau de Galezowski.

Pommier, en 1870, ne craint pas de faire une large iridectomie.

Power, au Congrès de Londres de 1887, abandonne l'extraction simple.

Renard, en 1886, recommande dans sa thèse le seul emploi de l'ésérine contre le prolapsus.

Rohmer fait en 1898 la suture conjonctivale qui empêche d'une façon plus sûre, sinon complète, la hernie de l'iris et la rend pour le moins inoffensive pour l'avenir; mais il ne généralise pas sa méthode à toutes les opérations de cataracte. Ses indications sont : une grande agitation préopératoire du malade avec hypertension du globe ; l'infection possible venant des voies lacrymales ou de la conjonctive enflammée, la non-cicatrisation prolongée des lèvres de la plaie qui résiste même à l'iridectomie.

SAMSON, en 1803, semble ne pas redouter les prolapsus et recommande seulement de les réduire quand ils se produisent.

SANTOS-FERNANDEZ, en 1893, ne trouve pas la hernie aussi grave qu'on le croit généralement ; quel que soit son volume il renonce à l'excision.

SATTLER pratique dans l'immense majorité des cas l'extraction avec une petite iridectomie et l'arrachement d'un morceau aussi grand que possible de la capsule antérieure.

SAUVAGE, en 1883, imite Galezowski et fait l'extraction simple.

SCHNABEL, en 1898, emploie comme Pflüger l'iridectomie périphérique.

SCHWEIGGER, en 1887, maintient l'iridectomie dans les cas spéciaux, mais il estime que la faire toutes les fois constitue une méthode dénuée de fondements. Au Congrès de Heidelberg, il n'attribue les insuccès opératoires ni à la forme, ni à la dimension du lambeau ; il trouve l'incision inférieure très favorable, le patient ne pouvant pas par un mouvement brusque de la paupière supérieure retourner son lambeau.

En 1897, il publie une statistique de 208 lambeaux inférieurs et de 194 extractions inférieures avec iridectomie; il ne trouve pas de différence entre ces deux méthodes.

Sérébrennicowa, en 1891, préfère de beaucoup l'extraction combinée.

Sichel, en 1837, cherche à prévenir les prolapsus par la compression et, si celle-ci n'agit pas, il cautérise ou excise.

Simi, de Lucques, suit en 1888 le mode opératoire de Galezowski.

Snellen propose en 1872 la suture de la cornée dans l'extraction de la cataracte, mais seulement quand il y a issue de vitré.

Stœber publie en 1872 le procédé quasi-linéaire simple ou combiné de Monoyer.

Steffan, en 1889, se déclare partisan de l'extraction combinée et la défend avec conviction.

Stidmann Bull donne, en 1887, une statistique favorable à l'extraction simple.

Suarez de Mendoza, reprenant les idées de Williams de Boston, fait la suture de la cornée et publie à plusieurs reprises le résultat de ses opérations. Son procédé diffère de celui de Williams en ce qu'il place ses fils avant la kératotomie (voir ch. III).

Sulzer prétend, en 1898, que les prolapsus seraient moins fréquents avec l'incision inférieure.

Swan Burnett publie, en 1888, une statistique favorable à l'extraction simple.

Swanzi donne, en 1893, le résultat de 100 extractions combinées et affirme sa préférence pour cette méthode.

Taylor, en 1868, abandonne l'iridectomie de de Græfe pour faire l'excision d'une petite portion de la périphérie de l'iris, et en 1895, préconise l'extraction combinée.

Travers faisait une incision occupant le quart de la

cornée; il devança de Græfe dans l'exécution de l'extraction linéaire qu'il faisait pour les cataractes molles.

Vacher, en 1893, préfère l'extraction simple, quoique plus difficile et plus minutieuse; cependant il tend un peu à l'opportunisme. Pour éviter le prolapsus, il fait la paracentèse de la cornée à l'extrémité opposée de l'incision, de façon à permettre l'écoulement de l'humeur aqueuse. A faire l'iridectomie, il faut la faire après l'extraction du cristallin, après la toilette de l'œil. En 1897, il ne pratique l'iridectomie que si l'iris ne rentre pas parfaitement en place ; s'il y a prolapsus dans les premières vingt-quatre heures, il la fait et dans ce cas largement; si l'accident ne se produit que plus tard, il laisse cicatriser et n'intervient que quelques mois après.

Vian, en 1887, cherche à éviter l'enclavement par la méthode simple en éloignant le sommet du lambeau du limbe sclérotical.

Vignes estime, en 1897, que les mouvements du malade ont peu d'influence sur la production des prolapsus iriens, mais il en attribue au contraire une grande aux chocs et à une certaine excitation du muscle ciliaire.

Volkow qui a pendant dix ans pratiqué la méthode de de Græfe se range, en 1891, à l'extraction simple.

Wagner, en 1892, rapporte 1.000 opérations faites suivant la méthode de de Græfe et lui donne la préférence.

Warlomont, en 1873, est éclectique, il ne fait l'iridectomie que lorsqu'il y a une hernie immédiate et recommande une incision faite sur la circonférence du limbe, au-dessous du diamètre horizontal et dont le sommet se termine à l'union du tiers supérieur et du tiers moyen de la cornée. En 1886, il se déclare plus nettement en faveur de l'extraction simple.

Weber continue, en 1867, la méthode de Daviel en réduisant le lambeau au quart inférieur de la cornée.

Webster, en 1895, préfère l'extraction simple, mais réserve pourtant l'extraction combinée pour les cas où l'état du malade ou de son œil peut faire craindre un prolapsus, c'est à-dire : 1° pour les cas où il y a tendance au glaucome; 2° lorsque l'autre œil est perdu; 3° quand le patient est agité ou indocile; 4° quand il y a un prolapsus survenu à la suite d'une extraction simple sur l'autre œil; 5° quand il est impossible de bien remettre la pupille en place; 6° quand la pupille ne se laisse pas dilater par la cocaïne.

Wecker (de), après avoir pratiqué l'extraction combinée, fait en 1875 une section à lambeau de 4 millimètres de hauteur qu'il modifie ensuite, puis revient à l'iridectomie en 1884, qu'il abandonne encore plus tard et attribue alors à l'effet de l'ésérine la diminution des enclavements chez ses opérés. En 1890, il insiste sur les avantages de la pupille ronde, ce qui ne l'empêche pas de faire l'iridectomie dans un tiers des cas ; il divise lui-même sa vie opératoire en trois périodes : de 1855 à 1865, il fait l'extraction à lambeau; de 1865 à 1875, il fait l'extraction linéaire combinée et enfin à partir de 1875, il fait l'extraction simple et l'extraction combinée suivant les cas. Cette évolution dans sa manière de faire est en somme celle de l'opération de la cataracte elle-même.

Dans l'extraction simple à petit lambeau, il détache aussi exactement que possible le tiers supérieur de la cornée en pénétrant verticalement près de la jonction scléro-cornéenne, évitant d'empiéter sur les côtés ou sur le limbe conjonctival : la régularité et la coaptation sont parfaites. Il recommande surtout de faire une section bien normale à la cornée.

Dans l'extraction combinée à petit lambeau, celui-ci a 1 millimètre de moins que dans la précédente, c'est-à-dire 3 à 4 millimètres de haut, et l'iris est excisé.

En 1892, il dit avec juste raison que, avec ou sans iridectomie, on a des mécomptes; il les attribue à des conditions de pression et de filtration; il ne déconseille pas l'iridectomie qu'il considère comme le meilleur moyen de régulariser la pression intra-oculaire et ajoute que l'extraction simple prendrait immédiatement le premier rang si on arrivait à éliminer les prolapsus de l'iris. Dans un article prophétique de 1896, il prévoit qu'on ne reviendra plus au grand lambeau; celui mesurant le méridien horizontal de la cornée, ayant une hauteur de 4 millimètres, sera le meilleur; le temps des couteaux larges est passé, l'avenir est aux couteaux étroits, plus étroits mêmes que ceux de de Græfe.

WEISS, en 1896, suit le principe appliqué par Meyer et par Abadie, mais avec un pont de conjonctive traversant obliquement la cornée au lieu de deux lambeaux la recouvrant.

WELTZ (DE), en 1873, fait l'extraction combinée, mais, comme Mooren, il met un intervalle assez long entre l'iridectomie et l'extraction du cristallin qu'il pratique suivant la méthode de de Græfe.

WILLIAMS (de Boston) fait en 1867 la suture de la cornée pour éviter les prolapsus ; il passe les fils après l'extraction du cristallin (voir chap. III).

WOLFE fait en 1868 un lambeau, mais il pratique l'iridectomie.

II

MÉCANISME

Le mécanisme de la formation des prolapsus est complexe, mais si un grand nombre de causes peuvent entrer en jeu, elles n'agissent pourtant, comme nous le verrons, que de trois manières.

Il est bien entendu que nous ne nous occupons ici que des prolapsus secondaires, tels qu'ils surviennent après l'extraction simple ; quant aux hernies primitives se produisant pendant l'opération, elles sont en dehors de notre sujet ; on sait du reste qu'il est presque impossible d'empêcher l'iris de sortir avec le cristallin.

Quand on suit la formation du prolapsus, on voit l'iris se soulever et s'accoler contre la plaie, qui s'entr'ouvre et reste légèrement béante, alors l'iris s'y engage, forme hernie d'abord aux dépens de sa partie la plus proche de la plaie et constitue alors une poche liquide, une sorte de tumeur kystique ; puis les portions de plus en plus centrales de la membrane s'engagent dans la plaie jusqu'à ce que le bord pupillaire lui-même soit entraîné ; quand ce dernier arrive à l'extérieur, l'humeur aqueuse a la voie libre, elle s'écoule, mais en même temps les lèvres de la plaie entre-bâillées se referment sur l'iris qui se trouve définitivement enclavé.

Trois facteurs différents interviennent dans le mécanisme des prolapsus et peuvent agir soit isolément, soit de concert ; ce sont la paralysie du sphincter, l'augmentation de la tension intra-oculaire et enfin la nature de la plaie.

La paralysie du sphincter peut parfois exister avant toute manœuvre sur l'œil ; elle est alors étrangère aux actes opératoires et se révèle par la lenteur et la paresse des mouvements pupillaires, sans pourtant qu'il y ait de synéchies pouvant l'expliquer, mais le plus souvent elle est consécutive à l'extraction du cristallin et résulte soit d'une distension extrême du sphincter par le passage de la lentille, soit en général des froissements subis par l'iris pendant l'opération. Le cristallin doit en effet pour sortir de l'œil passer par deux orifices qui sont formés l'un par le sphincter irien, l'autre par la plaie cornéenne. Or, que son volume soit trop gros pour l'une ou l'autre de ces ouvertures, et l'on aura deux circonstances dans lesquelles l'iris est presque toujoure lésé. Le cristallin en sortant refoule toujours l'iris hors de la plaie et produit une hernie ; s'il passe facilement par la plaie cornéenne, c'est-à-dire si la dimension de celle-ci est en rapport avec le volume du cristallin, l'iris ne se ressentira que peu de son passage ; mais quand au contraire il y a disproportion entre la lentille et l'ouverture que peut donner la plaie, celle-ci ne sort que difficilement et exige pour cela des manœuvres plus ou moins longues et répétées. Dans ce cas, d'une part le passage du cristallin à travers la pupille produit une dilatation exagérée dont celle-ci se ressentira, d'autre part la lentille sortant difficilement de la plaie tiraille l'iris et le contusionne contre les lèvres de l'incision ; de plus les manœuvres de l'opération ne sont pas sans influence sur l'intégrité de la membrane. Quand le cristallin est trop gros pour passer facilement au travers du sphincter irien, celui-ci subit une dilatation forcée qui lui fait perdre momentanément de sa tonicité, comme la perd tout sphincter dilaté à l'extrême ; c'est aussi ce qui peut arriver quand, sous l'effet d'une cause quelconque, telle qu'un spasme oculaire ou un effort du malade pendant l'opération, le cristallin est chassé trop brusquement hors de l'œil. La résistance n'est jamais très grande, mais on n'on constate pas moins de véritables paralysies provenant du fait de cette disproportion et qui se manifestent par de la déformation pupillaire et de la tendance de l'iris à s'enclaver dans la direction de cette déformation. Alors, après l'issue du cristallin, l'iris ne tend pas à revenir à sa place, la réduction en est pénible et il faut souvent, pour l'obtenir, faire plusieurs tentatives. Quand la hernie est réduite, le sphincter restant relâché la pupille ne revient pas à ses dimensions et à sa forme normales, elle reste dilatée, déformée, présentant un aspect allongé au lieu d'être nettement circulaire. Dans ces conditions, sous une poussée, si légère soit-elle, de l'humeur aqueuse affluant vers la plaie, l'iris tendra à s'en rapprocher et s'enclavera. On peut éviter la disproportion entre le cristallin et la plaie cornéenne en faisant celle-ci suffisamment grande ; mais on ne peut éviter l'étroitesse de la pupille par rapport à la lentille ; cela n'est possible que dans certains cas et par l'intermédiaire des mydriatiques dont l'emploi n'est pas toujours sans danger.

L'augmentation de la tension intra-oculaire a une grande importance dans la formation du prolapsus. Souvent, après une opération sur un œil dont la dureté est normale, le sphincter a réagi régulièrement, l'iris est bien rentré, la pupille est bien ronde et a repris sa dimension normale ; mais le lendemain on est tout étonné de trouver l'iris enclavé : c'est que, consécutivement à l'opération, il s'est produit une augmentation de tension qui en est la cause. La tension intra-oculaire augmentant, il est tout naturel que le liquide cherche à s'écouler par la seule voie libre, la plaie, qui s'entre-bâille sous l'effort ; l'écoulement de l'humeur aqueuse se fait brusquement et entraîne l'iris dans la plaie.

Diverses causes ont été attribuées à cette hypertension mais elles n'ont pas toutes la même valeur au point de vue du prolapsus. En effet, si l'hypertension ne se produit que lentement, tant que la cicatrice n'est pas commencée, l'humeur aqueuse pourra s'écouler peu à peu et l'iris aura peu de tendance à prolaber : il faut donc ordinairement que l'hypertension soit brusque. Pourtant, si elle se produit lentement lorsqu'il y a un commencement de cicatrisation et arrive à une intensité telle qu'elle puisse rompre les adhérences jusque-là assez fortes pour résister à une telle pression, tout se passera comme si l'hypertension était brusque ; dans ce cas le retard apporté à l'issue du liquide n'en fait qu'accroître la violence. C'est en se basant sur ce fait que certains auteurs ont cherché à retarder la cicatrisation de la plaie.

La tension intra-oculaire augmente subitement quand

le malade reçoit un choc sur l'œil ou lorsqu'il fait des efforts considérables, tels que ceux produits par certains accès de toux, par les vomissements, les éternuements, etc.; il se fait alors une violente contraction de l'orbiculaire des paupières, d'où une forte pression exercée sur l'œil de dehors en dedans : c'est là l'explication de l'hypertension passagère. Celle-ci n'est alors pas produite par l'excès de liquide, dont la quantité reste au contraire constante, mais par la diminution de volume du globe oculaire.

Il arrive aussi que l'opération réveille un glaucome non soupçonné ou provoque de toutes pièces l'accès glaucomateux par l'irritation produite sur l'iris dans les manœuvres opératoires. On a en effet établi par des expériences que les tractions exercées sur l'iris augmentent la formation de l'humeur aqueuse (60) : si on vide par une ponction la chambre antérieure des deux yeux d'un lapin après avoir produit sur l'iris d'un côté des froissements à l'aide de la pince à iridectomie et après avoir produit un enclavement, on constate que la chambre antérieure du côté lésé se reforme beaucoup plus vite que celle de l'autre côté.

On a montré aussi (62) par l'observation directe que les manœuvres opératoires peuvent provoquer la contraction du globe oculaire, se révélant par une douleur intense, glaucomatoïde, avec irradiations orbitaires et frontales. Nous avons eu l'occasion de voir opérer par M. Nicati deux malades très tranquilles et non glaucomateux; l'opération n'avait présenté aucun incident jusqu'à la fin, mais au moment où on allait faire le pansement, ils eurent sous nos yeux un spasme subit provoquant une issue abondante d'humeur vitrée et accompagné de la douleur caractéristique du glaucome. Le vitré ne sortait pas en bavant comme il le fait d'ordinaire, mais avec l'allure d'une véritable chasse, en soulevant le lambeau.

L'expérience montre que ce phénomène peut se produire aussi après l'opération ; on peut alors incriminer, même si l'iridectomie est faite, le pincement dans un coin de la plaie d'un peu d'iris ou de capsule qui tire sur le corps ciliaire par l'intermédiaire de la zonula. On peut aussi rapprocher de ces faits certaines hémorragies expulsives, se produisant après l'extraction de la cataracte et dont tant d'observations ont été publiées dans ces derniers temps.

Le gonflement des matières corticales laissées dans la chambre antérieure a aussi été accusé de produire l'hypertension. Dans certains cas, soit que le nettoyage n'ait pu être fait complètement, soit dans les cataractes pas assez mûres ou à corticale visqueuse, ces débris cristalliniens peuvent être abondants et restés en assez grand nombre dans la chambre antérieure. Ils peuvent alors provoquer l'augmentation de la tension de deux manières, soit par l'irritation que leur contact produit sur l'iris, soit par leur gonflement, comme on peut parfois le constater dans les cataractes molles discisées. Il faut croire qu'ils agissent plutôt par l'excitation de l'iris, car, le gonflement ne se faisant qu'assez tard et peu à peu, l'hypertension ne peut être que progressive et tardive. Or, nous avons vu que celle-ci provoque le prolapsus surtout lorsqu'elle est brusque et peu lorsqu'elle est lente.

Une part assez grande a été attribuée à la section de la cornée dans la formation des enclavements de l'iris, toutes les manières de faire l'incision ont été accusées ;

de même, on en a cherché la cause dans sa direction, sa situation et enfin sa dimension. Il est certain que plus une plaie se coapte bien, moins elle a de tendance à s'entre-bâiller sous le moindre effort, moins on a de chances d'avoir des enclavements secondaires ; il faut donc chercher la section donnant la meilleure coaptation ; pourtant, comme nous l'avons déjà dit, certains auteurs ont accusé ce genre de plaie de favoriser les hernies et ont cherché au contraire à retarder la cicatrisation.

La plaie peut être oblique ou normale à la surface de la cornée ; de Wecker cherche à faire l'incision normalement au plan tangent au point de la section, car dans ce cas les lèvres de la plaie tendent peu ou pas à jouer l'une sur l'autre et à se laisser écarter ; la plaie s'entre-bâille d'autant moins que les surfaces de section sont obligées pour cela de frotter l'une sur l'autre, car l'écartement ne peut se faire que d'avant en arrière et non de bas en haut, et que le frottement y est lui-même un obstacle. D'autres avec M. Panas préconisent la section oblique à la cornée, estimant que les surfaces en contact étant plus larges favorisent davantage la cicatrisation. Les lèvres de la plaie sont alors taillées en biseaux, elles empiètent l'une sur l'autre, l'une en avant, l'autre en arrière, formant une lèvre antérieure et une lèvre postérieure. Si la pression de l'humeur aqueuse qui s'exerce de dedans en dehors ne se faisait que sur la lèvre postérieure elle ne ferait que l'appliquer plus fortement sur l'antérieure et la coaptation n'en serait que plus parfaite ; mais il n'en est pas ainsi, car l'excès de tension se fait sentir également sur toute la surface de la cornée, et alors la lèvre antérieure, plus mobile et éprouvant moins de résistance, s'écarte de l'autre comme le ferait un volet s'ouvrant en dehors et laisse alors passer l'humeur aqueuse entraînant l'iris avec elle. Ce genre de section se coapterait donc moins bien et favoriserait plus les enclavements qu'une section normale à la cornée.

La dimension de la plaie a évidemment son importance. Il n'est pas à démontrer que plus une plaie quelconque est petite, plus ses lèvres tendent à se bien juxtaposer et plus la cicatrisation est rapide. Par contre, les grandes plaies bâillent davantage et tardent à se réunir si on ne les suture pas. Il en est de même pour la cornée ; aussi les grandes plaies favorisent-elles les prolapsus. Ceci serait en contradiction apparente avec ce que l'on a vu sur les inconvénients de trop petites plaies pour l'issue du cristallin, mais il résulte en réalité de ces deux faits qu'il ne faut chercher à faire ni une incision trop grande, ni une incision trop petite, mais se tenir dans une juste mesure, c'est-à-dire faire une incision suffisante pour le passage du cristallin et pas plus.

Enfin, la position de la plaie a son influence : d'une plaie centrale ou d'une plaie périphérique, laquelle favorisera le moins le prolapsus ? Il est certain que plus l'iris est éloigné de la plaie, moins il lui sera facile de s'enclaver. Aussi, certains auteurs, pour s'éloigner le plus possible de l'insertion de l'iris, sont-ils arrivés à faire des sections centrales ou para-centrales, mais le bord libre de l'iris est très près de la plaie et sous la moindre influence y pénétrera. Il faudrait alors provoquer une dilatation pupillaire maximum de façon à maintenir l'iris entièrement périphérique ; encore faudrait-il ne pas empiéter sur les côtés de la cornée et que l'incision fût centrale aussi bien dans le sens transversal que dans le sens vertical ; mais cette incision ne donnerait pas de lambeau et serait tellement petite que l'extraction du cristallin serait impossible ; un outre, la cicatrice centrale serait gênante pour la vision.

Les trois facteurs que nous venons d'examiner peuvent agir isolément ; l'un d'eux suffit pour produire un prolapsus irien, mais le plus souvent deux d'entre eux, ou même tous les trois, entrent en jeu. C'est ainsi que la tension oculaire augmentée peut suffire à elle seule, mais la paralysie du sphincter peut l'aider, ainsi qu'une plaie se cicatrisant mal ou facilement entre-bâillée.

III

PROCÉDÉS EMPLOYÉS POUR ÉVITER LES PROLAPSUS

Nous avons vu, en étudiant le mécanisme des prolapsus de l'iris, l'influence qu'ont sur leur formation la nature de l'incision, l'état du sphincter et celui de la tension intra-oculaire. C'est en partant de ces connaissances qu'on a cherché les moyens de les éviter : il s'agissait de trouver la section de la cornée la meilleure ou tout au moins la plus favorable, la manière de respecter le plus possible l'intégrité du sphincter ou d'empêcher que sa lésion soit nuisible et enfin les moyens d'éviter l'hypertension, ou, si on ne peut l'empêcher, ceux de la rendre inefficace. Mais la question était compliquée des rapports étroits que ces causes ont entre elles ; une autre difficulté venait de ce qu'un procédé, qui empêchait l'action de l'une d'elles, favorisait au contraire celle d'une autre. Aussi ces recherches ont-elles amené les opérateurs à en expérimenter et à en proposer un assez grand nombre qui tendent tous au même but, mais souvent par des voies différentes. Ce sont ces procédés quc nous voulons examiner dans ce chapitre.

1° *Substances médicamenteuses agissant sur l'iris.* — Certains alcaloïdes ayant une action sur l'iris, il est tout naturel qu'on ait pensé à les utiliser pour modifier les dimensions de la pupille : les myotiques et les mydriatiques furent donc employés isolément ou simultanément, selon les idées des auteurs sur le mécanisme de l'enclavement et suivant le but cherché.

L'atropine, par son action dilatatrice sur la pupille, semblait tout indiquée pour faciliter le passage du cristallin par cet orifice ; l'iris réduit alors à un mince anneau ne se herniait plus aussi facilement d'emblée, était moins froissé et par conséquent tendait moins à s'enclaver. La pupille dilatée par l'atropine favorise, il est vrai, l'issue de la lentille en lui offrant un orifice plus grand et un sphincter paralysé qui n'oppose plus d'obstacle; mais cette paralysie du sphincter est précisément à éviter, car c'est une cause favorable aux enclavements. Pour l'utiliser, il faudrait pouvoir la combattre après l'extraction de la cataracte et rendre à l'iris sa tonicité normale. L'ésérine ayant au contraire des propriétés myotiques on chercha cet effet dans son emploi, mais cet alcaloïde, d'une action relativemsnt faible et passagère, ne peut neutraliser celle de l'atropine, beaucoup plus persistante et plus durable que la sienne.

Ces deux corps ont bien des actions opposées, mais le pouvoir myotique de l'un est loin d'être inversement égal à la puissance mydriatique de l'autre. C'est pourquoi certains auteurs, tels que Horner, de Wecker, Panas, ont abandonné l'atropine et lui préfèrent avec raison la seule action de la cocaïne, plus faible, il est vrai, mais moins persistante.

L'atropine a encore un inconvénient qui n'est pas sans importance : c'est son action sur la tension de l'œil. S'il est démontré qu'elle ne peut d'elle-même produire une hypertension manifeste, il n'en est pas moins vrai que des instillations répétées d'atropine la favorisent tout au moins et sont capables d'éveiller un glaucome latent.

Nous ne discuterons pas ici les idées paradoxales de Mutermilch qui prétend faire contracter la pupille en la saturant d'atropine, cet alcaloïde étant, dit-il, le meilleur tonique propre à favoriser les rétrécissements de la pupille : ces assertions se passent de commentaires.

Nous venons de voir l'inutilité de l'emploi simultané de l'ésérine et de l'atropine ; reste l'usage de l'ésérine seule. Son action s'exerce sur la tension de l'œil qu'elle abaisse et sur le sphincter irien qu'elle fait contracter. Grâce à ces propriétés, il était indiqué de l'employer après l'extraction de la cataracte pour éviter l'hypertension et pour ramener la pupille non seulement à ses dimensions normales, mais à son maximum de rétrécissement ; de cette façon on aurait alors éloigné l'iris de la plaie périphérique et par conséquent diminué les chances d'enclavement.

Si ces conditions pouvaient être remplies, il est évident que le secours de l'ésérine ne serait pas à dédaigner contre les prolapsus ; mais son action relativement faible, surtout sur un iris à sphincter plus ou moins abîmé, est toujours incapable de réduire un enclavement, si faible soit-il, et, si la chambre antérieure vient à s'ouvrir, l'ésérine ne peut l'empêcher de se produire. Du reste, avec une action d'une aussi courte durée, il faudrait faire des instillations plusieurs fois répétées dans la journée.

2° *Procédé de Nuel.* — Le procédé de Nuel se rapproche de l'emploi de l'atropine, en ce qu'il tend à éviter les hernies primitives de l'iris, qui, pour cet auteur, sont une des principales causes de prolapsus secondaire. En extrayant le cristallin à la manière ordinaire, c'est-à-dire en le faisant glisser suivant son plan équatorial, l'issue de l'iris hors de la chambre antérieure est inévitable; car le cristallin se place derrière la membrane et la repousse forcément devant lui à l'extérieur. Pour éviter ce danger, il agit de la façon suivante : « Lors de l'évacuation du cristallin, dit-il, j'en déprime fortement le bord inférieur à l'aide d'une curette appliquée sur l'œil, la cataracte bascule sur place et pousse la pupille dans l'œil même et non hors de l'œil. La pupille se dilate sur place et la membrane reste dans sa position. Au besoin on peut même soutenir à l'aide d'une spatule la racine de l'iris du côté de la section cornéenne; il se fait un accouchement du cristallin sur place; l'ouverture pupillaire s'ouvre et se ferme sur place à peu près comme le col de la matrice sur le fœtus dans un accouchement normal. »

Sur quarante-huit opérations ainsi pratiquées, Nuel n'aurait pas eu une seule hernie.

Ce procédé évite les froissements de l'iris contre les bords de la plaie, lors du passage du cristallin, et encore à condition que la pupille ne soit pas trop petite, mais il n'empêche pas la dilatation forcée que subit le sphincter et non plus les hypertensions possibles. De plus ce mouvement de bascule qu'il faut faire exécuter au cristallin n'est possible qu'avec un lambeau de la moitié au moins de la cornée; ce n'est pas un problème de manœuvre opératoire, c'est une question de lambeau cornéen.

3° *Lavages de la chambre antérieure.* — Nous avons vu dans le chapitre du mécanisme l'influence que peuvent avoir sur la tension oculaire les débris cristalliniens restés dans la chambre antérieure, influence plus grande encore si l'on n'a pas fait l'iridectomie. Plusieurs auteurs, parmi lesquels MM. Gayet, de Wecker, Panas, Vacher, etc., essayèrent de les expulser aussi complètement que possible et de bien nettoyer le champ pupillaire. Ils préconisèrent pour cela des lavages soigneux de la chambre antérieure avec des liquides antiseptiques inoffensifs tels que la solution physiologique de chlorure de sodium ou l'eau boriquée. Cette méthode est à peu près abandonnée à l'heure actuelle, car elle ne cherche à éviter qu'une des causes d'hypertension; en outre ces lavages allongent et compliquent l'opération et ils ne sont pas sans danger par les phénomènes réflexes que peut amener l'excitation provoquée par l'importance et la prolongation des manœuvres.

4° *Ponction et trépanation de la cornée* (procédé de Vacher). — Comme le précédent, ce procédé cherche à combattre l'hypertension; mais si les lavages doivent l'empêcher de se produire, ce dernier tend seulement à la rendre inefficace, en empêchant l'accumulation de l'humeur aqueuse et en lui offrant une double issue.

A la voie de dégagement présentée par la section de la cornée, Vacher veut en substituer une autre située en regard d'une portion d'iris intacte et par conséquent pouvant mieux résister au prolapsus. Dans ce but, il fait, avant de terminer son incision, en un point de la cornée diamétralement opposé à celui de l'incision, une paracentèse destinée à servir, en quelque sorte, de soupape de sûreté et à tenir en équilibre la tension intra-oculaire.

Cette manière de procéder est assez rationnelle, mais l'humeur aqueuse se trouve en présence de deux ouvertures dont la cicatrisation se fait en même temps et peut-être même plus rapidement pour la plaie cornéenne plus petite de la ponction ; il n'y a pas de raison pour que le liquide passe par un endroit plutôt que par l'autre. Il faudrait pour remplir les conditions cherchées retarder la cicatrisation de la petite plaie ; pour cela la paracentèse devrait être faite non au couteau, mais au galvano-cautère ou même être remplacée par une véritable trépanation de la cornée, qui faite assez grande, se fermerait lentement.

5° *Cautérisation immédiate de la plaie.* — Le procédé appliqué par M. Nicati dans les hernies traumatiques de l'iris est recommandé par lui comme applicable à l'extraction simple de la cataracte. Il consiste à réduire l'iris hernié après l'extraction du cristallin avec un instrument quelconque, puis, la réduction une fois obtenue, à introduire dans la plaie l'anse du galvano-cautère de façon à le mettre en contact avec l'iris ; on fait alors rapidement passer le courant pour cautériser légèrement la membrane, puis en retirant on cautérise les lèvres de la plaie cornéenne ; on obtient ainsi : 1° une excitation de l'iris et sa contraction énergique ; 2° sur les lèvres de la plaie une eschare d'abord agglutinante, puis se détachant ensuite et laissant alors une voie de dégagement pour l'humeur aqueuse.

Voici une observation recueillie à ce sujet :

Le nommé S... Joseph, âgé de trente ans, chaudronnier, blessé par un éclat de métal, vient à la clinique de M. Nicati, le 17 février 1899. Il présente à l'œil gauche une plaie pénétrante occupant la marge interne de la scléro-cornée, l'iris fait hernie, la pupille est recouverte de sang.

On réduit l'iris au moyen de l'anse galvanique, l'œil étant cocaïnisé, puis, quand la hernie est réduite, on laisse le galvano-cautère en place, en contact avec l'iris, et on fait passer un rapide courant. Sous cette excitation la pupille se contracte et la hernie ne se reproduit pas quand l'instrument est retiré ; il y a cependant une déformation pupillaire.

Le lendemain, la réduction est maintenue ; le 20, la pupille est mobile, le champ pupillaire est très net et le malade distingue les doigts tout près.

Le 8 mars, l'acuité visuelle s'est améliorée, elle est de 15'.

Le 21, elle est de 7', le sphincter est tout entier dans la chambre antérieure, la pupille reste légèrement déformée, ce qui ne l'empêche pas d'être très mobile, la plaie cornéenne est cicatrisée complètement.

Le défaut de la méthode est que l'œil reste exposé et ne peut résister aux traumatismes violents pendant toute la durée de la cicatrisation.

6° *Pessaire oculaire.* — Maintenir l'iris en place après l'opération, empêcher la chambre antérieure de se reformer trop rapidement, permettre à l'humeur aqueuse de s'écouler au fur et à mesure de sa production, telles étaient les indications que le pessaire oculaire de M. Nicati était destiné à remplir.

En effet, cet appareil, par sa rigidité, sert de tuteur à l'iris qu'il maintient à sa place, et la présence de sa tige dans la plaie empêche la cicatrisation de se faire en ce point, tout en lui permettant de se faire de chaque côté. Ce point de la plaie maintenu ouvert reste accessible à un liquide tel que l'humeur aqueuse et pourtant est suffisamment obstrué par le pessaire pour ne pas laisser passer l'iris.

Le pessaire est fait en fil de métal, argent ou fer galvanisé ou recuit, du calibre de celui dont on se sert pour les sutures de la peau, c'est-à-dire du n° 22; il est assez résistant et pourtant très léger; il est formé d'un anneau dont le diamètre a 6 ou 7 millimètres et portant une tige longue de 2 millimètres à 2 millim. 5 perpendiculaire au plan de l'anneau et légèrement incurvée à son extrémité dans la direction opposée à l'anneau. De ces deux parties l'une, la tige, est destinée à pénétrer dans la chambre antérieure et à soutenir l'iris; quant à l'anneau, il reste hors de l'œil et vient se loger sur la conjonctive bulbaire, il assure la fixité de l'appareil et empêche la tige de pénétrer trop avant dans la chambre antérieure et de s'y perdre.

Avec le pessaire, on réduit l'instrumentation nécessaire à sa plus simple expression : une pince à fixer, un couteau, un kystitome dont on peut même se passer, une spatule, si besoin est, et une petite pince fine pour saisir et placer le pessaire; comme on fait un lambeau inférieur, on supprime le blépharostat qui est remplacé par les doigts de l'opérateur pour l'œil droit et par ceux de l'aide pour l'œil gauche. La suppression de ce dernier instrument présente l'avantage que les spasmes oculaires ou l'indocilité du malade ne peuvent avoir aucune conséquence fâcheuse. L'opération est donc rendue plus simple et plus rapide que par les procédés ordinaires, ce qui n'est pas à dédaigner.

Après l'expulsion du cristallin, quand la chambre antérieure est nettoyée, on réduit l'iris et on place le pessaire. Pour cela, on le saisit avec la pince fine, on l'applique au sommet du lambeau et on introduit dans la chambre antérieure la petite tige qui vient s'appuyer sur l'iris; l'anneau du pessaire repose à plat sur la conjonctive bulbaire et prend un point d'appui léger sur le cul-de-sac conjonctival inférieur. Dans les mouvements que fait ensuite le malade, le pessaire n'est pas déplacé ; du reste il ne peut que tomber sur la conjonctive, l'anneau étant suffisant pour l'empêcher de pénétrer entièrement dans la chambre antérieure dans les mouvements de l'œil en bas.

Le pessaire fut employé par M. Nicati dans dix opérations de cataracte avec des résultats variables; en voici les observations résumées.

Observation I

B..., Joséphine, âgée de soixante ans, a été opérée avec succès de cataracte à l'œil droit par extraction supérieure avec iridectomie.

Le 11 novembre, à midi, l'œil gauche est opéré par extraction inférieure sans iridectomie ; il y a hernie de l'iris après l'issue du cristallin, on se sert du pessaire pour la réduire et on laisse celui-ci en place, puis on fait le pansement.

Le 12, l'état de l'œil est bon, le pessaire est à sa place et a bien maintenu la hernie qui ne s'est pas reproduite. La malade, interrogée à ce sujet, se plaint d'avoir ressenti toute la journée une douleur, il lui semblait qu'elle avait quelque chose dans l'œil; mais cette douleur s'est calmée pendant la nuit et actuellement ne se fait pas sentir : l'opérée ne s'aperçoit plus qu'elle a un corps étranger dans l'œil. On refait le pansement sans toucher au pessaire.

Le 13, c'est-à-dire quarante-huit heures après l'opération, on enlève le pessaire, la chambre antérieure n'est pas reformée et on aperçoit un petit pertuis à l'endroit où passait la tige de l'instrument; la cicatrisation est commencée de chaque côté de ce point.

Le 14, le pertuis est obstrué et la chambre antérieure reformée.

Les jours suivants, tout se passe normalement.

Le 17, la cicatrisation est complète.

La malade disparaît alors pendant quelque temps et revient plus tard se faire marquer des lunettes ; son acuité visuelle est alors de 1/25 avec 14 dioptries.

Observation II

S..., Rose, âgée de cinquante et un ans, a subi en septembre 1894 une discision à l'œil droit, puis une extraction par lambeau inférieur avec sphinctérectomie, après une atteinte de glaucome.

Elle revient le 23 septembre 1898 pour se faire opérer l'œil gauche qui présente une cataracte mûre; cet œil compte les doigts à 0 m. 50 et a une bonne perception lumineuse.

Le 12 octobre, à midi, on lui fait l'extraction inférieure sans iridectomie; il n'y a pas de hernie de l'iris, on place néanmoins le pessaire et on fait l'occlusion. La malade éprouve une démangeaison un peu vive qui persiste une partie de la nuit.

Le 13, elle ne se plaint d'aucune douleur; mais, après avoir défait le pansement, on trouve le pessaire sorti de la plaie et tombé dans le cul-de-sac inférieur de la conjonctive ; l'iris est en place et la chambre antérieure est reformée.

Les jours suivants, les suites de l'opération sont normales ; la cicatrisation se fait bien.

Mais le 20, l'opérée arrive avec son pansement tout défait et raconte qu'elle s'est donné, pendant la nuit, un coup sur l'œil, dont elle souffre encore. En effet, à l'ouverture des paupières, il y a du chémosis, l'iris se présente à la plaie mais sans se hernier.

Le 22, il y a de l'hypopyon, l'iris et la plaie sont alors cautérisés au galvonocautère.

Les jours suivants, tout rentre dans l'ordre, mais il se produit une cataracte secondaire.

Le 8 novembre, on fait une discision et le 11, une iridectomie.

Le 20 décembre, la malade, qui n'était plus revenue, reparaît à la clinique ; elle a de l'occlusion pupillaire, mais perçoit la lumière dans tous les sens.

Le 22, elle a de l'hypopyon ; on cautérise au galvanocautère et le pus disparaît les jours suivants.

Mais l'occlusion se fait de nouveau et le 25 janvier on fait une iritomie.

Enfin, le 7 février, elle distingue les doigts à 3 mètres avec + 10 dioptries, mais le champ visuel est réduit dans le haut.

Le 12 mars, la malade revient, la vue s'est sensiblement améliorée, elle a une acuité visuelle de 3' avec + 10 dioptries.

Observation III

M..., Auguste, soixante-neuf ans, journalier, vient à la clinique le 12 octobre 1898. Les deux yeux sont atteints de cataracte sénile ; à l'œil droit l'acuité est de 2' ; de l'œil gauche il ne distingue que la main tout près, la projection lumineuse est normale aux deux.

Le 14 octobre, M. Nicati fait l'extraction simple avec un lambeau inférieur ; il n'y a pas d'incident, pas de hernie de l'iris ; on place le pessaire et on fait l'occlusion ; le malade accuse sur le moment un peu de gêne douloureuse qu'il conserve jusque vers le milieu de la nuit.

Le 15, après avoir défait le pansement, on trouve le pessaire en place, mais, dans les mouvements que fait l'œil pendant qu'on l'examine, il sort spontanément et tombe dans le cul-de-sac conjonctival.

Le 16, la chambre antérieure est rétablie; les lèvres de la plaie sont accolées.

Le 20, la cicatrisation est complète.

Le 16 novembre, l'acuité visuelle est de 5' avec + 11 dioptries.

Observation IV

B..., Marius, soixante-sept ans, cultivateur, présente une cataracte sénile aux deux yeux ; de chaque œil il ne voit que la main tout près, mais la perception lumineuse est bonne dans tous les sens ; il a une tumeur lacrymale à l'œil droit.

Le 25 octobre, à midi, l'œil gauche est opéré par un lambeau inférieur sans iridectomie ; l'opération se passe normalement ; l'iris, sans se hernier, tend cependant à prolaber ; on le maintient en place par un pessaire droit que l'on fait passer dans une boutonnière conjonctivale, située sous la plaie cornéenne, espérant ainsi la mieux maintenir et on fait le pansement. La sensation de corps étranger persiste jusqu'au soir.

Le 26, le pessaire est en place, mais a pénétré un peu plus profondément dans l'œil, et montre son extrémité apparente au-dessus de la boutonnière conjonctivale ; on l'enlève.

Le 27, il y a un point de végétation microbienne à l'emplacement qu'occupait le pessaire, on cautérise au galvanocautère ainsi que le lendemain ; les jours suivants, l'infection s'arrête puis disparaît, mais il se forme une cataracte secondaire qui exige une discision le 10 novembre et une iritomie le 11.

Le 28 novembre, l'œil est clair ; avec + 12 dioptries, l'acuité visuelle est de 3'.

Observation V

J..., Pancrace, soixante-seize ans, forgeron, a une cataracte sénile double ; de l'œil droit il compte les doigts à un mètre et de l'œil gauche il distingue à peine la main placée tout près ; la projection est bonne aux deux yeux.

Le 25 octobre 1898, à midi, on fait l'extraction simple par un lambeau inférieur. Pendant l'opération, le malade se montre excessivement indocile et remuant, on n'aurait certainement pas pu lui mettre l'écarteur sans danger pour le contenu de son œil ; malgré cela, il n'y a pas de hernie de l'iris ; on met quand même un pessaire et on fait le pansement.

Le 26, le malade vient avec un pansement défait dans lequel on retrouve le pessaire ; après avoir écarté les paupières, non sans peine, on constate de l'enclavement. On fait des essais infructueux pour réduire l'iris au moyen du pessaire, mais le malade continuant à être indocile et contractant les paupières, on ne peut que faire l'iridectomie de la portion herniée, et la faire, pour ainsi dire, par surprise. Néanmoins les suites furent bonnes, la cicatrisation se fit bien et le 10 décembre, l'acuité visuelle est de 2'5 avec 11 dioptries.

Observation VI

L..., Étienne, soixante-cinq ans, garçon de bureau, présente une cataracte sénile double avec une acuité visuelle de 15' et une bonne perception lumineuse.

Le 27 octobre 1898, à midi, on fait l'extraction sans iridectomie par un lambeau inférieur ; l'iris se présente et fait hernie, on introduit un pessaire légèrement coudé à angle droit qui réduit l'iris et le maintient en place, puis on fait le pansement.

Le 28, le pessaire étant bien placé, on le laisse ; la sensation de corps étranger n'a duré que jusqu'au soir du 27.

Le 29 on enlève le pessaire, les lèvres de la plaie sont accolées excepté à l'endroit où passait la tige de l'instrument, la chambre antérieure n'est pas reformée.

Le 30, la chambre antérieure est rétablie ; l'orifice maintenu ouvert par le pessaire est obturé.

Le 3 novembre, la cicatrisation est complète.

Le 5, l'opéré voulant partir de Marseille, on lui donne des verres de + 11 dioptries qui lui donnent une acuité visuelle de 4'5.

Observation VII

B..., Dominique, soixante-dix ans, a une cataracte sénile à l'œil gauche ; il voit la main tout près, la projection est bonne.

Le 22 novembre 1898, à midi, on fait l'extraction simple par un lambeau inférieur ; il n'y a pas d'incident, il ne se fait pas de hernie de l'iris. On place le pessaire.

Le 23, le malade, après avoir ressenti toute la journée du 22 une gêne légèrement douloureuse dans l'œil opéré, ne s'aperçoit plus de la présence du pessaire.

Le 24, celui-ci est enlevé, mais, en le retirant, l'anneau se défait et le pessaire reste accroché à l'iris qu'il attire avec lui et fait hernier, un peu de vitré vient à la suite ; on réduit l'iris, on cautérise au galvanocautère le prolapsus du vitré et l'on panse.

Les jours suivants, tout rentre dans l'ordre et la cicatrisation se fait normalement.

Le 27 décembre on donne à l'opéré des verres de + 9 dioptries qui lui donnent une acuité visuelle de + 15'.

Observation VIII

S..., Augustin, quarante-trois ans, navigateur, a été opéré d'une cataracte sénile à l'œil gauche le 12 mars 1896, par extraction supérieure et iridectomie.

Le 23 novembre 1898, l'œil droit est opéré à son tour par un lambeau inférieur, l'iris est laissé intact, l'opération se passe normalement, il n'y a pas de hernie de l'iris ; on met un pessaire.

Le 24, après avoir écarté les paupières, on trouve le pessaire dans le cul-de-sac conjonctival inférieur, il n'y a ni hernie de l'iris, ni tendance à l'enclavement ; comme dans les observations précédentes, la douleur n'a duré qu'une partie de la nuit.

Le 28, l'œil est en excellent état, mais le malade disparut alors quelque temps, puis revint avec un œil qui ne présentait rien d'anormal ; il disparut encore, mais alors pour ne plus reparaître.

Observation IX

G..., François, soixante-dix-huit ans, a une cataracte sénile aux deux yeux ; il compte les doigts à un mètre, la rétine perçoit la lumière dans toutes ses parties.

Le 14 décembre 1898, on fait l'extraction inférieure simple à l'œil gauche, il n'y a pas de hernie de l'iris, mais il y a hernie d'un peu de vitré ; on met un pessaire qu'on laisse en place les jours suivants, l'œil étant en bon état. Le malade très docile dit n'avoir senti la gêne que jusqu'au lendemain matin, à la première heure.

Le 31 décembre, c'est-à-dire sept jours après l'opération, on enlève le pessaire, il n'y a pas de prolapsus, la chambre antérieure n'est pas reformée entièrement.

Le 25, la plaie est complètement cicatrisée, il n'y a ni enclavement ni infection.

Le 26, l'opéré tombe malade et ne reparaît plus à la clinique. Il revient le 28 février avec de l'occlusion pupillaire qui nécessite une iritomie. Son acuité visuelle est de 10' avec + 15 dioptries.

Observation X

S..., Félix, soixante-trois ans, chaudronnier, a eu une cataracte sénile aux deux yeux avec taies centrales. L'œil droit ne compte les doigts que tout près et a une bonne projection lumineuse, l'œil gauche compte les doigts à deux mètres.

On opère l'œil droit le 10 janvier 1899 à midi, on fait l'extraction inférieure simple; il n'y a pas d'incident opératoire, pas de hernie de l'iris; on met un pessaire.

Le 15, le malade accuse encore de la douleur, mais son pansement est tout défait et on trouve un point d'infection de la cornée au point par où passait le pessaire; celui-ci est enlevé et on cautérise au galvano-cautère; il n'y a toujours pas de tendance au prolapsus.

Le 16, on fait une nouvelle cautérisation et on instille de l'atropine, ce que l'on continue à faire les jours suivants.

Le 22, tout est rentré dans l'ordre, l'infection est enrayée, la pupille est libre et très mobile, la cicatrisation est complète.

Le 25 février, le malade vient se faire mesurer la vue, il a alors une acuité de 10' avec + 12 dioptries. (Cette faible acuité est en partie due aux taies cornéennes.)

De ces observations, on peut tirer plusieurs déductions.

Tout d'abord il semblerait que la présence d'un corps étranger mobile et rigide entre les lèvres de la plaie cornéenne, reposant sur une muqueuse d'une sensibilité aussi exquise que la conjonctive, dût provoquer une douleur assez désagréable et assez persistante. Pourtant il n'en est rien, la douleur ou plutôt la gêne douloureuse persiste seulement jusqu'au soir du jour de l'opération ou au plus un peu avant dans la nuit, mais elle est très supportable et le lendemain matin, à son réveil, le malade ne sent plus rien. Cette sensation aurait donc, les malades ayant tous été opérés entre midi et une heure, une durée de dix à douze heures au maximum. Elle n'est en somme ni beaucoup plus forte, ni beaucoup plus persistante que la douleur produite par l'incision seule de la cornée dans l'extraction ordinaire. Cette accoutumance de la conjonctive à supporter les corps étrangers se conçoit si on pense à ce qui arrive dans les cliniques : il vient parfois des malades, peu soigneux c'est vrai, vous consulter pour une conjonctivite durant souvent depuis longtemps et on est tout étonné, en soulevant la paupière, de trouver un corps étranger parfois volumineux, tel qu'un épi de graminée, et dont la présence est ignorée du malade ; nous avons constaté le fait plusieurs fois. Or, si la conjonctive s'habitue à la présence d'un corps septique, il y a pas de raison pour qu'il n'en soit pas de même envers un corps aseptique.

Les pessaires ont été laissés en place des laps de temps variant de vingt-quatre heures à huit jours : un jour dans les observations II, III, IV, V et VIII, deux jours dans les observations I et VII, trois dans l'observation VI, cinq dans l'observation X et huit dans l'observation IX. L'accoutumance s'est toujours aussi bien faite.

Deux fois, dans les observations II et V, le pessaire n'a pas été retrouvé dans la plaie le lendemain, il s'était détaché et était tombé dans le cul-de-sac conjonctival inférieur ; une autre fois (observation III), il est tombé sous nos yeux, dans un mouvement brusque du malade, pendant qu'on tenait les paupières écartées. Ceci venait de ce qu'on essayait plusieurs variétés de pessaire, on expérimentait des tiges de différentes longueurs et les plus courtes correspondaient à ces derniers cas.

Dans toutes les observations, nous avons constaté un retard dans la formation de la chambre antérieure, ce qui correspondait bien au but proposé. Les lèvres de la plaie s'accolaient malgré la présence de l'instrument, la cicatrisation se faisait de chaque côté du pessaire, mais sa tige l'empêchait de se faire en un point, celui par où elle passait. Cet orifice était obstrué par la tige même qui empêchait ainsi l'iris de sortir, mais laissait pourtant filtrer l'humeur aqueuse.

Deux fois il y eut une hernie produite pendant l'opération, les deux fois elle fut parfaitement réduite et maintenue à sa place par le pessaire. Il n'y eut que deux cas d'enclavement consécutif ; ce chiffre serait relativement énorme si on ne considérait pas que ce n'était là que des essais avec un instrument qui n'était pas encore bien déterminé dans sa meilleure forme et ses meilleures dimensions ; du reste on peut dire, à la décharge de la méthode, que dans l'un de ces enclavements, le pessaire s'était légèrement défait et que dans l'autre on avait affaire à un malade d'une indocilité rare ; chez ce dernier l'enclavement était inévitable quel que fut le procédé employé. Dans un autre cas (observation II), il y eut une hernie consécutive à un violent traumatisme et qu'on ne peut imputer au pessaire.

On a essayé d'un pessaire à branche externe beaucoup

plus petite et droite, formée d'un simple fil coudé, qu'on insinuait dans une boutonnière conjonctivale faite au-dessous de l'incision de la cornée ; le seul essai qu'on en ait fait a montré que cela ne lui donnait pas une plus grande fixité. Pour éviter que le pessaire ne se défasse, comme cela s'est produit une fois, il faudrait le souder, c'est certainement ce que l'on aurait fait si on avait été plus encouragé par les résultats à en continuer l'emploi.

Un fait plus grave, qui à lui seul pourrait faire condamner la méthode, est l'infection rendue plus facile. Si on peut mettre sur le compte des tâtonnements pour trouver la forme et la dimension exactes du pessaire les autres accidents, il n'en est pas de même pour l'infection. On en a eu trois cas à déplorer : observations II, IV et X ; il est vrai que sur les trois l'un avait du glaucome de l'autre œil, s'était donné un coup sur l'œil opéré et n'a présenté de l'infection que sept jours après l'enlèvement du pessaire; un autre avait une tumeur lacrymale de l'autre œil qui pouvait au besoin expliquer l'origine de la purulence.

La contamination ne s'est pas faite directement par le pessaire lui-même, car chaque fois on l'avait flambé et porté au rouge, on était sûr qu'il était complètement stérile, aucune faute contre l'antisepsie n'avait été commise. Mais on conçoit que le pessaire peut en être indirectement la cause, par la communication qu'il maintient entre la chambre antérieure et le sac conjonctival, si difficile à aseptier.

Il ne faut aussi pas oublier, quoiqu'on ne l'ait pas observé d'une façon certaine, que le pessaire peut en irritant l'iris éveiller un accès de glaucome. Comme on le voit le procédé est loin d'être parfait et pour l'employer, il faudrait parer aux inconvénients signalés.

7° *Verres de contact.* — Van Millingen imagina, en 1894, un moyen original d'éviter les prolapsus : il appliquait sur l'œil, la cataracte une fois extraite, de petites capsules de verre très minces et parfaitement adaptées à la forme du globe oculaire. Ces appareils devaient favoriser la coaptation de la plaie, en maintenant sur ses deux lambeaux une pression égale et la protéger contre les infections extérieures.

Avant l'opération, mais après avoir mis de la cocaïne, il cherchait, à l'aide d'un assortiment complet de ces verres, lequel s'adaptait le mieux à l'œil. Il le plaçait immédiatement après l'opération, en ayant soin de bien chasser par un jet de liquide l'air qui pouvait se trouver entre l'œil et le verre de contact, celui-ci restait ensuite en place pendant quatre jours. Van Millingen eut par ce procédé 15 succès.

Ce procédé ne semble pas avoir séduit beaucoup d'opérateurs, car Van Millingen est le seul à l'avoir essayé.

8° *Suture de la cornée.* — Williams, de Boston, fit le premier, en 1867, la suture de la cornée après l'extraction de la cataracte; il eut avec cette méthode de nombreux succès et en publia une série de 100. Mais son procédé ne fit pas grand bruit, ne fut pas imité et resta dans l'oubli pendant une vingtaine d'années. Cet oubli est un peu justifié par les dangers de la méthode : on était alors obligé de se servir de chloroforme et la suture se faisait tout entière après l'opération sur un œil flasque, privé de cristallin, le passage des fils était pour cette cause particulièrement malaisé et périlleux pour le contenu du globe oculaire.

En 1872, Snellen exécute ce procédé mais seulement dans les cas où il y a un prolapsus du vitré, c'est-à-dire qu'il faisait aussi la suture après l'extraction du cristallin.

Suarez de Mendoza ressuscite plus tard la méthode et la rend utilisable par les modifications qu'il y apporte. Il procède de la façon suivante : il incise d'abord la cornée aux deux tiers ou mieux encore aux trois quarts de son épaisseur, parallèlement à la membrane de Descemet, mais non pas jusqu'à la chambre antérieure; il place alors ses fils à suture qui, au lieu de traverser la cornée de part en part, ne descendent qu'à la profondeur de l'incision, ils sont ensuite retirés du fond de la plaie et provisoirement relevés en anse; tous ces préparatifs sont faits avant la ponction proprement dite et ainsi l'œil possède encore sa tension et sa consistance normales; ce perfectionnement facilite le passage des fils et le rend sans danger. Il fait ensuite la ponction aux deux tiers en hauteur du diamètre vertical de la cornée et la termine de façon à ce qu'elle se continue exactement avec l'incision superficielle préparée pour la suture, elle achève ainsi à ce niveau la section complète de la membrane; on fait ensuite l'extraction du cristallin et alors seulement la suture préparée comme il a été dit est définitivement close : à ce moment l'opération est terminée.

Avec ce procédé la chambre antérieure se reformerait plus rapidement qu'avec les autres; elle est reconstituée au bout de deux à trois heures seulement, ce qui souvent sans doute n'est pas le cas quand il n'y a pas de suture. Convaincu que l'opération est sans danger, Suarez de Mendoza continue à la pratiquer; après les premiers succès publiés en 1888, il en apporte de nouveaux à la Société française d'ophtalmologie en 1889, 1891, 1892, 1898.

D'après lui, la suture présenterait les avantages suivants: elle prévient d'une manière certaine les enclavements et hernies de l'iris, supprime l'irritation que provoque l'occlusion palpébrale prolongée, rend parfaite la coaptation des bords de la plaie, facilite le prompt rétablissement de la chambre antérieure, rend l'astigmatisme consécutif moins marqué qu'après l'extraction sans suture, et enfin rend les pansements faciles et sans danger.

Kalt fait aussi la suture ; comme Suarez de Mendoza, il place les fils avant l'ouverture de la chambre antérieure dans laquelle il ne pénètre pas, mais il ne cherche pas à traverser les surfaces de section : il a ainsi exécuté plus de 500 sutures. Mais moins affirmatif que Suarez de Mendoza, il avoue que le procédé n'est pas absolument certain contre les prolapsus ; il estime que leur chiffre s'abaisse, de 8 p. 100 avec les autres procédés, à 6 et même à 4 p. 100. Il met ses insuccès sur le compte de la mauvaise exécution des nœuds des fils ; car lorsqu'on ne fait pas le nœud chirurgical, la suture lâche.

Galezowski, en 1871, est partisan de la suture, mais il préfère ne s'en servir que quand il y a prolapsus consécutif ; il réduit alors l'iris avec un petit stylet mousse ou l'excise, puis fait un ou deux points de suture suivant les besoins.

« L'introduction de l'aiguille, dit-il, doit se faire de la cornée vers la sclérotique. On saisit le bord de la cornée avec une pince à griffes et on la transpercera ensuite d'avant en arrière et de dehors en dedans, à 3 millimètres du bord de la plaie, puis on poussera l'aiguille vers le bord sclérotical de la plaie pour la ressortir en dehors. On tire l'aiguille rapidement, puis on laisse engager le fil que l'on noue ensuite en rapprochant le plus possible les bords de la plaie. »

Les aiguilles dont il se sert sont une sorte de couteau de Græfe courbe sur le tranchant, très pointu et tranchant sur les deux bords dans toute leur longueur; le chas est cannelé pour que le fil replié passe sans effort; ce fil est le catgut n° 000 très lisse et très égal. Galezowski rapporte quatre opérations avec quatre succès. Comme lui, Trousseau fait en 1894 la suture après la sortie du cristallin.

Bernard donne l'année suivante une série de 132 sutures avec seulement 5 prolapsus.

Vacher place les fils comme Suarez de Mendoza avant la section de la cornée, mais il pénètre dans la chambre antérieure, ce qui, d'après Suarez de Mendoza, retarde le rétablissement de la chambre antérieure et facilite les enclavements.

Il est certain que la suture de la cornée donne une sécurité contre les prolapsus, à condition bien entendu de placer les fils, comme le fait Suarez de Mendoza, avant l'ouverture de la chambre antérieure, car il paraît dangereux de les placer sur un œil ouvert et privé de sa tension, qui n'offrant plus de résistance rend l'introduction de l'aiguille beaucoup plus laborieuse et par conséquent plus dangereuse.

Mais même cette méthode est susceptible d'objection;

avouons d'abord que nous n'avons pas d'expérience personnelle à ce sujet; pourtant, comme le dit Parent, on peut malgré tout noter que c'est une complication de l'opération de la cataracte ; en outre le passage des fils sur les deux tiers ou les trois quarts seulement de l'épaisseur de la cornée ne paraît pas chose aisée. Les prolapsus ne sont pas du reste évités complètement puisque Bernard en avoue 5 sur 132 cas et que Kalt lui-même donne une proportion de 4 p. 100 au minimum; leur nombre n'est en somme que diminué. Est-il d'autre part bien sûr que la formation hâtive de la chambre antérieure soit un si grand avantage? C'est possible quand la tension reste normale, mais dans les cas contraires cela n'est pas prouvé.

9° *Suture de la conjonctive.* — Rohmer, en 1898, préconise une nouvelle manière de protéger la plaie et de rendre le prolapsus sinon impossible, du moins pas dangereux ; il recommande de l'employer chez certains malades remuants ou indociles ou lorsqu'il y a une conjonctivite ancienne ou une inflammation des voies lacrymales.

On peut faire la suture conjonctivale soit d'une façon préventive, c'est-à-dire en même temps que l'extraction, soit consécutivement pour obvier aux dangers d'une complication déjà produite.

Voici comment Rohmer procède : après cocaïnisation, on dissèque la conjonctive tout autour de la cornée, on la libère de ses adhérences avec le globe oculaire de façon à pouvoir en recouvrir totalement la cornée ; on passe alors sur le bord libéré de la muqueuse un fil de catgut n° 000 de manière à lui en faire parcourir tout le tour et à ramener le fil au point d'entrée ; il est bon de commencer le passage du fil en regard de l'endroit où la cornée doit être sectionnée ; on fait alors l'extraction puis on serre le fil en soulevant le lambeau conjonctival.

Le quatrième ou le cinquième jour, on voit la suture de la conjonctive s'entr'ouvrir et la cornée apparaître au centre du moignon ; au dixième jour, la cornée est complètement débarrassée de son revêtement conjonctival, le lambeau cornéen restant toujours recouvert par la conjonctive.

Mais l'auteur lui-même ne paraît pas très enthousiasmé pour son procédé, il montre les inconvénients qui d'après lui sont : la hernie facile du vitré, le nettoyage difficile de la chambre antérieure ; la prédisposition aux cataractes secondaires.

10° *Manière de sectionner la cornée.* — Il n'est pas de section de la cornée qui n'ait été essayée ; tous les diamètres, toutes les dimensions et toutes les manières de faire l'incision ont été employés ; tous les procédés ont donné de bons résultats, mais souvent aussi de mauvais. Ce qu'il faut chercher, c'est le lambeau qui donne les succès les plus constants et qui répond le mieux à l'idée que l'on se fait de l'influence de la section sur le prolapsus.

Les dimensions de la plaie cornéenne ont varié depuis la grande incision de Daviel qui comprenait les 2/3 de la circonférence de la cornée, jusqu'à la section linéaire : entre ces deux extrêmes tous les intermédiaires ont été employés. Nous avons vu les dangers de trop grandes ou de trop petites incisions, c'est donc entre les deux qu'il faut se tenir.

La plaie ne doit être ni trop grande ni trop petite, mais juste suffisante pour permettre le passage du cristallin : c'est ainsi du reste que pensent la plupart des opérateurs. Gayet fait un lambeau qui varie entre le 1/3 et la moitié de la circonférence, Panas entre le 1/3 et les 2/5, Critchett, Lebrun, Liebreich, Monoyer, Weber détachent le 1/3 de la cornée, seul Suarez conserve un grand lambeau comprenant les 2/3 de la cornée, mais sa suture le lui permet.

C'est en effet à ces dimensions qu'il faut se rattacher ; un lambeau égal au 1/3 de la cornée est celui qui d'après l'expérience donne les meilleurs résultats. Pour obtenir ce lambeau, il suffit de faire passer la base de l'incision par la moitié du rayon supérieur de la cornée et on a géométriquement la dimension cherchée. Mais ceci s'adresse aux cornées moyennes, c'est-à-dire à celles qui ont 12 millimètres de diamètre, la hauteur du lambeau est alors de 3 millimètres et sa base de 10 millimètres ; mais toutes les cornées n'ont pas les mêmes dimensions : le diamètre varie entre 10 millim. 1 (Krause) et 12 millim. 6 (Young) ; et comme le cristallin garde à peu près la même grandeur, il faut faire varier son lambeau. Ce qu'il y a de plus important dans celui-ci est sa base, c'est donc elle qu'il faut conserver non comme situation mais comme étendue. On comprend alors que selon que la cornée sera petite ou grande cette base sera rapprochée ou éloignée du centre de la cornée ; pour les plus petites cornées elle se confondra même avec le rayon, mais sans qu'on soit obligé pour cela de conserver au lambeau toute la hauteur de la cornée.

Que la section de la cornée soit faite en haut ou en bas cela semble peu important. Pourtant si le lambeau inférieur facilite l'opération, il est en revanche moins bien protégé contre l'infection que le supérieur ; en outre certains malades ont de la tendance à trop serrer les paupières d'où la formation d'un entropion spasmodique pouvant gêner la cicatrisation.

Certains auteurs recommandent les incisions obliques à la cornée, d'autres préconisent l'incision normale. Nous avons vu les raisons qui doivent faire donner la préférence à cette dernière. Mais il est certain que pour l'exécuter, un mouvement de rotation doit être imprimé au couteau et que pour cela, un couteau étroit est nécessaire.

11° *Iritomie* (sphinctérotomie). — Chavernac, exagérant les inconvénients de l'iridectomie, mais lui reconnaissant néamoins une utilité, voulut lui substituer une iritomie linéaire. Celle-ci devait favoriser la sortie du cristallin tout en conservant à la pupille sa forme circulaire. Lorsque l'iris a franchi la plaie, repoussé par la cataracte, il fait avec les ciseaux, à la partie inférieure de la membrane, une incision linéaire de un à deux millimètres dans le sens vertical.

Moura Brazil avait pratiqué aussi l'iritomie : après avoir fait l'incision scléro-cornéenne, il attirait l'iris avec des pinces et l'incisait du sphincter à la périphérie dans le sens du diamètre vertical.

Ch. Bell Taylor semble aussi l'avoir entrevue, car il parle, dans le cas où on ne veut pas faire l'iridectomie, d'une petite incision, d'une simple fente faite en travers des fibres du constricteur de l'iris.

Ce procédé a le grave tort de favoriser par cette section même la paralysie du sphincter qu'il faudrait éviter et de donner deux lambeaux flottants qui ont peut-être encore plus de tendance à s'enclaver qu'un iris sain. M. Nicati, qui de son côté a fait des iritomies en chargeant l'iris sur le couteau, n'a du reste pas obtenu des résultats satisfaisants et a dû abandonner cette manière de faire.

12° *Iritomie en boutonnière.* — Manolescu en revenant aux idées qu'avaient émises M. Nicati dix ans auparavant, estime que les prolapsus sont dus surtout à une propulsion de l'iris par l'humeur aqueuse située à sa face supérieure et qui ne peut passer dans la chambre antérieure sans le refouler, à cause du contact serré existant entre le corps vitré et l'iris. Pour empêcher l'effet de barrière que forme cette membrane, il y pratique plusieurs incisions vers le milieu de ses fibres radiaires.

Ce procédé ne s'adresse qu'à une des causes du prolapsus, et pas à une des plus importantes, il ne combat pas entièrement l'hypertension, ne facilite pas le passage du cristallin au travers de la pupille et n'empêche pas les paralysies possibles du sphincter. M. Nicati a pratiqué autrefois ce procédé à titre d'essai, pendant toute une période ; il passait le couteau derrière l'iris et le comprenait dans la section, mais l'expérience lui a démontré que les hernies ne sont pas rendues impossibles.

13° *Iridectomie fenêtrée.* — L'iridectomie fenêtrée consiste à faire l'excision d'une portion seulement de la largeur de l'iris, aussi près que possible de son insertion périphérique et de façon à respecter l'intégrité du sphincter.

Elle était destinée à remplacer l'iridectomie ordinaire dont elle présente certains avantages et évite quelques inconvénients. Elle permet au liquide situé à la face postérieure de l'iris de passer facilement dans la chambre antérieure sans que la membrane soit refoulée dans la plaie. Dans ces conditions l'augmentation de tension de l'œil ne doit pas, si toutefois elle se produit quand même, provoquer de prolapsus, même si la cicatrice vient à se rompre d'une façon intempestive.

Déjà. en 1868, Taylor conseillait d'exciser une petite portion de l'iris, tout près de la périphérie, pour éviter la difformité esthétique et les défauts d'une iridectomie ordinaire ; mais le procédé passa presque inaperçu et fut oublié.

En 1883, M. Nicati fit paraître dans les *Archives d'ophtalmologie* une note dans laquelle il proposait l'iridectomie fenêtrée contre le glaucome et dans l'extraction de la cataracte; on laissait à l'opéré les bénéfices d'une pupille ronde tout en évitant deux causes d'enclavement : l'hypertension post-opératoire et la propulsion de l'iris vers la plaie. Pour pratiquer l'iridectomie fenêtrée on provoque par une légère pression la hernie de l'iris, si elle ne s'est pas faite d'elle-même, ou bien on saisit l'iris dans sa partie la plus externe avec une pince à iridectomie et on excise en respectant le sphincter, l'iris est ensuite remis en place avec la spatule. On aperçoit alors sur l'iris, près de son bord cornéen, une petite fenêtre qui ne gêne pas la vue et est peu apparente. M. Nicati fit plus tard part des résultats obtenus par cette méthode et montra qu'ils n'étaient pas aussi satisfaisants qu'on aurait pu le croire et que l'effet de l'iridectomie fenêtrée ne valait pas celui de l'iridectomie ordinaire.

En 1897, au Congrès international de Moscou, Pflüger revient sur ce procédé. Il fait, dans certains cas, quand la pupille ne reste pas étroite, quand elle se dilate ou quand l'iris ne se réduit pas, une petite iridectomie périphérique. Pour cela il introduit dans la plaie une pince à iris courte et droite, saisit une minime partie d'iris et excise juste ce qui est dans la pince; l'ouverture ainsi pratiquée doit avoir environ 2 ou 3 millimètres de largeur sur 1 mill. 5 de hauteur. La méthode est en somme la même que celle de Bell Taylor et celle de M. Nicati, elle n'en diffère que parce qu'il fait l'iridectomie après l'extraction du cristallin.

Schnabel, de Vienne, fait aussi l'iridectomie fenêtrée et en a obtenu de bons résultats. Knapp ajoute que cette méthode n'est pas nouvelle et qu'elle est pratiquée depuis plusieurs années à Boston.

On peut objecter à l'iridectomie fenêtrée que, malgré ses avantages, elle ne facilite pas l'issue du cristallin à travers le sphincter et qu'elle n'empêche pas sa dilatation exagérée. Du reste M. Nicati l'avait essayée bien avant Pflüger, S hnabel et Knapp, et avait lui-même constaté que les résultats n'étaient pas aussi constants qu'avec l'iridectomie simple et l'avait abandonnée dans l'extraction de la cataracte comme il l'abandonna plus tard dans le glaucome (in *Glande de l'humeur aqueuse*).

14° *Iridectomie.* — Il reste encore à examiner le procédé le plus usité pour prévenir les prolapsus, malgré les nombreuses discussions qu'il a soulevées : l'iridectomie ordinaire. C'est encore elle qui fait éviter le plus de hernies, puisque la portion de l'iris qui peut se hernier est excisée et les enclavements sont bien diminués ou, tout au moins, rendus moins dangereux. La partie enclavée est alors limitée aux angles de la plaie, elle est beaucoup moins volumineuse qu'avec un iris intact et par conséquent plus vite à l'abri de l'infection, étant plus rapidement recouverte d'épithélium protecteur. Du reste cet enclavement même est le plus souvent évité lorsqu'on a soin de bien remettre les angles à leur place et de ne fermer l'œil que lorsqu'on les distingue nettement dans le champ pupillaire.

La supériorité de l'extraction combinée consiste d'abord dans les inconvénients de l'extraction simple : hernies plus faciles et plus fréquentes, plus grande dimension de la plaie et toutes ses conséquences, plus nombreuses iritis et cataractes secondaires, etc. En outre l'iridectomie a des avantages qui lui sont propres : le colobome nous montre le cristallin jusqu'à l'équateur et nous permet ainsi de nous faire une idée exacte des dimensions et de la nature de la cataracte, comme le dit Landolt ; on se rend compte des mouvements que fait le cristallin pour sortir, et, s'il fallait, pour une raison quelconque, employer la curette, la brèche de l'iris présente une porte d'entrée à l'instrument ; le nettoyage de l'œil est rendu plus facile, car les débris ne peuvent aller se cacher derrière l'iris. « Je maintiens l'iridectomie, dit Manz, parce qu'elle facilite l'expulsion des masses corticales et parce que je considère comme un pas en arrière, voire même souvent un danger le régime sévère que l'extraction simple impose à l'opéré. » Du reste s'il reste des débris cristalliniens, ils ne peuvent avoir d'influence fâcheuse sur l'hypertension grâce à l'iridectomie même. Si la cicatrice se rouvre, la brèche de l'iris laisse facilement passer l'humeur aqueuse, qui, n'ayant pas d'iris devant elle, ne l'entraînera pas comme dans l'extraction simple. S'il se produit une cataracte secondaire, il est bien rare que dans un champ visuel ainsi agrandi, il n'y ait pas un espace suffisant pour laisser passer la lumière. Nous en avons eu un exemple dernièrement à la clinique de M. Nicati : un malade qui avait été opéré de cataracte aux deux yeux, mais dans deux villes différentes, venait consulter pour une cataracte secondaire double; mais tandis qu'il y voyait encore de l'œil droit opéré d'extraction combinée, il n'y voyait pas de l'œil gauche opéré d'extraction simple.

Pourtant les reproches adressés à l'iridectomie sont nombreux ; on l'accuse : 1° de déformer la pupille et d'altérer la netteté des images ; 2° de diminuer l'acuité visuelle; 3° de favoriser l'issue du vitré et les enclavements de l'iris et de la capsule ; 4° d'allonger l'opération et de faire souffrir les malades ; 5° de produire dans la chambre antérieure une hémorragie gênant la vue du champ opératoire et de rendre ainsi la capsulotomie difficile ; 6° de favoriser l'infection en enlevant l'iris qui protège l'œil contre elle et d'augmenter les iritis et les iridocyclites plastiques; 7° de détruire l'esthétique de l'œil et de faire subir à l'iris un traumatisme.

Ces griefs expliquent l'enthousiasme avec lequel on voulut profiter de l'avènement de l'antisepsie pour ne plus toucher à l'iris. Mais même les plus ardents défenseurs de l'extraction simple reconnurent l'utilité de l'iridectomie; ils y revinrent sinon pour toutes les cataractes, tout au moins pour certains cas, fort nombreux, ne gardant l'extraction simple que pour les seules cataractes simples. Tels MM. Panas, Chibret, Borry, Galezowski, Brettemieux, Knapp, Pflüger, Webster, Kuhnt, Varher, Grandclément, etc.

Du reste si on examine de près ces méfaits reprochés à l'extraction combinée on peut en réalité constater qu'ils sont peu considérables, vains et largement compensés par des bienfaits.

Il y a, il est vrai, traumatisme de l'iris dans l'excision de l'iris, mais il consiste en une section nette qui n'est pas plus dangereuse que les dilacérations et les froissements produits par l'accouchement difficile du cristallin et les manœuvres nécessitées par l'expulsion laborieuse des masses corticales; de ces deux traumatismes, le plus dangereux pour l'avenir de l'iris ne paraît pas être la section franche. L'iridectomie complique l'opération et la rend plus douloureuse; mais le temps employé à exciser l'iris est court; l'opération est plus compliquée en ce sens qu'il faut deux instruments de plus : une pince à iridectomie et une pince-ciseaux, ce qui est peu. Quant à la douleur, il est certain que la section de l'iris est le temps le plus douloureux de l'opération, mais la douleur est loin d'être bien forte, et est considérablement atténuée par l'emploi de la pince serre-fine et est si passagère.

L'hémorragie dans la chambre antérieure est généralement peu intense, on arrive presque toujours à chasser le sang par quelques frictions; du reste dans les cas exceptionnels où il y en aurait trop et où on ne pourrait l'évacuer, on n'aurait qu'à s'en tenir là, et renvoyer l'extraction à un autre jour ; on aurait ainsi opéré en deux temps, manière d'agir recommandée par certains opérateurs. Néanmoins, si on redoute trop l'hémorragie on peut ne faire l'iridectomie qu'après l'ouverture de la capsule, comme le conseille Landolt; elle ne gêne alors pas.

On a dit que si l'iridectomie prévient les hernies, il n'est pas rare de constater des enclavements consécutifs ; c'est juste, mais on peut parer à cet inconvénient dans une large mesure en faisant une large iridectomie comprenant toute l'étendue de la plaie et en réduisant soigneusement les angles de l'iris ; on sait aussi que ces enclavements sont relativement bénins.

L'enclavement de la capsule cristallienne peut être évité soit par l'excision d'un morceau de la capsule antérieure, soit par la capsulotomie horizontale, soit simplement en faisant passer la spatule entre les lèvres de la plaie de façon à remettre la capsule en place. « L'iridectomie, dit Tacke, procure une grande facilité pour l'extraction de la capsule et lorsqu'on ne réussit pas à extraire des parties de la capsule, elle permet de faire une discision très étendue et très exacte. »

La déformation de la pupille est peu de chose ; la paupière supérieure cachant le colobome, on est souvent obligé de la soulever pour l'apercevoir. Un défaut esthétique aussi léger n'a pas pour un sujet, le plus souvent âgé, une importance bien grande. « Je ne comprends pas, dit Steffan, les confrères qui, au point de vue cosmétique tiennent tant à une pupille ronde. Depuis que j'exerce, jamais un malade n'a exigé de moi que je l'opère de façon à lui laisser la pupille ronde. Le malade désire recouvrer la vue ; que ce soit une pupille à forme circulaire ou en trou de serrure, cela lui est absolument indifférent et à moi, oculiste pratique, également. »

L'éblouissement n'a pas plus de valeur, les opérés avec iridectomie ne s'en plaignent jamais, d'autant plus qu'ils peuvent réduire le champ pupillaire par l'occlusion légère des paupières. « Jamais, dit encore Steffan, un malade ne s'est plaint d'éblouissement et cependant j'opère par en bas. »

L'accommodation n'est qu'un mot pour des yeux privés de cristallin, il n'est pas à prouver qu'elle n'existe pas dans l'aphakie. Quant à l'acuité visuelle, rien ne démontre qu'elle soit meilleure après l'extraction simple qu'après l'extraction combinée. Les recherches de Gayet, Fuchs, A. Græfe, Haab, de Hippel, Swanzy, Manz, Meyer, Landolt, etc., démontrent qu'il n'y a à ce point de vue pas de différence entre les deux méthodes.

L'issue du vitré serait-elle plus fréquente avec l'iridectomie qu'avec une grande incision et un iris intact ? Cela n'est pas probable, surtout si l'excision de l'iris est faite rapidement. Le vitré sort ordinairement sous l'effet d'une contraction violente du tenseur cilio-choroïdien et dans ce cas, que l'iris soit intact ou non, la hernie se fait quand même.

L'infection ne semble pas être évitée plus souvent en maintenant l'intégrité de l'iris, car c'est le plus souvent par la plaie cornéenne qu'elle se fait et non par la plaie irienne. On ne voit pas alors comment l'iris peut l'empêcher de se propager.

IV.

CONCLUSIONS

—

D'après ce que nous venons de voir, la manière la plus sûre d'éviter les prolapsus de l'iris est encore de faire l'extraction combinée. C'est à de Græfe que revient le mérite de l'avoir mise en honneur dans la pratique, bien qu'elle ait été exécutée longtemps avant lui. Voulant éviter les trop grands lambeaux qui pour lui représentaient les causes les plus fréquentes d'infection, il fut conduit par son incision linéaire à l'extraction combinée. C'est suivant la même idée qu'à l'avènement de l'antisepsie l'utilité de cette dernière ne parut plus aussi grande qu'auparavant, qu'on voulut l'abandonner et revenir au grand lambeau sans iridectomie. Il semblait que les conditions dans lesquelles on opérait étant changées, il fallût reprendre *ab ovo* la critique des divers procédés de l'opération de la cataracte. Mais si l'antisepsie supprimait les infections, elle ne supprimait pas les prolapsus rendus alors plus nombreux ; du reste, pour qu'elle fût efficace, il ne fallait pas laisser à l'infection un moyen de se faire et c'était lui en laisser un que de permettre à l'iris de se hernier. L'iris exposé à l'air se contamine d'autant plus facilement qu'il est difficile d'aseptier d'une façon absolue le sac conjonctival. Il n'y avait plus d'infection immédiate c'est vrai, mais il y en avait de secondaires aussi redoutables dans leurs conséquences.

Pour ne pas revenir à l'iridectomie on cherche alors d'autres procédés contre les prolapsus; mais ceux-ci ne donnèrent pas les résultats espérés et la nécessité fit retourner, sinon toujours, du moins le plus souvent à l'iridectomie. Les enclavements peuvent encore se produire avec l'extraction combinée, mais ils sont alors presque sans danger, ils se recouvrent assez rapidement d'épithélium protecteur et ne sont pas longtemps exposés à la contamination. La plupart des opérateurs réservent du reste l'extraction simple pour les cas absolument simples et font le plus souvent l'extraction combinée.

M. Galezowski dit bien : « Aujourd'hui avec les perfectionnement apportés aux procédés opératoires ainsi qu'aux modes de pansement, je suis arrivé à des résultats tellement satisfaisants que je crois pouvoir affirmer que cette méthode (l'extraction simple) peut et doit être appliquée à presque toutes les variétés de cataractes. »

Malgré cela, il réserve de nombreux cas à l'extraction combinée.

Mais à ceci nous opposerons pour terminer ce que disent trois maîtres en ophtalmologie.

« La comparaison, dit le professeur Gayet, de leur valeur théorique (des deux méthodes) n'est pas beaucoup plus explicite et pourvu que la vision soit bonne et se récupère avec sécurité, nous ne voyons pas qu'il y ait un bien gros inconvénient à ce que ce soit avec une pupille déformée ou non. On parle bien de mutilation de l'iris, mais c'est là un gros mot pour une petite chose, et je connais une innombrable quantité de malades qui ne s'en sont jamais plaint. Il ne faut pas oublier qu'avec la méthode de Græfe, le chiffre des succès opératoires atteint de 91 à 94 p. 100 et que ce n'est qu'à la condition de dépasser ce résultat qu'il sera permis de proclamer la supériorité de l'autre. »

De Wecker de son côté dit : « Qu'il me soit permis de dire qu'un opérateur qui aurait pour principe de n'user pour l'extraction de la cataracte qu'exclussivement d'une méthode simple, serait beaucoup plus blâmable que celui qui aurait définitivement fait choix d'une méthode combinée ; car tandis que le premier exposera nécessairement un certain nombre de ses malades à des conditions glaucomateuses, l'autre ne méritera pas d'autre reproche que de s'être laissé aller à la routine chez une partie de ses opérés, auquels il aura appliqué un moyen préventif susceptible de ternir quelque peu l'éclat du résultat, mais non de le compromettre. »

Et il ajoute : « L'avenir appartient incontestablement à un choix raisonné des cas où l'on exécutera une méthode simple ou une méthode combinée. »

Et Landolt dit : « Nous considérons donc l'extraction simple comme indiquée dans les cas de cataracte simple, d'une cataracte qui s'élimine facilement et chez les personnes autrement bien portantes, dociles et raisonnables.

« Dans les cas point rares de cataractes impures ou compliquées, pas contre, l'iridectomie est un moyen de faciliter l'extraction, garantie contre des complications dans le cours de la guérison, et même ultérieures, une garantie aussi pour le rétablissement d'une acuité visuelle satisfaisante. Et il ne faut pas oublier que notre devoir n'est point d'arriver, dans certains cas, à des résultats idéaux, au risque d'échouer dans d'autres. Il faut comme un tireur à la cible, chercher non pas à mettre une fois dans le mille, mais à faire le plus grand nombre de bons coups, les excellents viennent alors tout seuls. Nous devons chercher à rendre la vue au plus grand nombre possible de nos malades. »

Quant à nous, nous basant sur les résultats de la clinique et les observations prises pendant plus de vingt ans, nous dirons que la meilleure manière d'opérer une cataracte, c'est de faire l'extraction combinée, d'exciser largement l'iris aussi bien pour la sécurité contre le prolapsus que pour les avantages visuels assurés que donne cette dernière. Tout au moins, si on ne veut pas être aussi exclusif, on peut dire avec M. le professur Gayet, qu'il faut faire l'extraction combinée toutes les fois que, soit avant, soit pendant l'opération, on a le moindre motif de redouter la formation d'un prolapsus ou d'une cataracte secondaire.

CONCLUSIONS

—

En examinant les divers procédés employés pour prévenir les prolapsus de l'iris, nous avons vu qu'aucun d'eux n'était exempt de reproches. Celui qui offre le plus de sécurité est l'iridectomie; on lui attribue, il est vrai, un certain nombre d'inconvénients; mais nous avons montré combien ils sont peu sérieux. Aussi faut-il conclure qu'il faut faire l'extraction combinée toutes les fois que, soit pendant l'opération, soit avant celle-ci, on a le moindre motif de craindre un prolapsus.

INDEX BIBLIOGRAPHIQUE

1 Abadie. Leçons sur la nutrition de l'œil. *Gazette des Hôpitaux*, 1881, n° 51 et suiv.

2 — Traité des maladies des yeux, 2e édition, 1884, t. I.

3 — Enclavements iriens et capsulaires consécutifs à l'extraction de la cataracte avec iridectomie. — *Annales d'oculistique* 1886, sept. et oct.

4 — Des procédés actuels d'extraction de la cataracte. Communication faite au *Congrès français de chirurgie*, 1886.

5 Adamuck. Manometrische Bestimmung des intraocularen Dracke. *Centrabl. f. d. Med. Wissench.*, p. 561, 1866.

6 Albrand. Rapport statistique sur 295 opérations de cataracte faites à la clinique de Schdœler à Berlin. — *Arch. für Augenk*, t. XXXIII, 1 et 2, 1896.

7 Aquilar Blanch. Quel est le meilleur mode d'extraction de la cataracte ? *Recueil d'opht.* n° 8, 1889.

8 Arlt. *Die Krankeiten des Auges*. Prag. 1852, p. 298.

9 Armaignac. Observations de cat. congénit. Extract. Traumat. Hernie de l'iris. Guérison rapide. *Revue d'ocul. du Sud-Ouest*, n° 11, p. 246, août 1881.

10 Arnold. Rapport sur 400 opérations de cataracte pratiquées par le professeur Von Haab à Zurich. *Arch. f. Augenk*, XXV, 1, p. 41, 1892.

11 Ayres. Extraction de la cataracte sans iridectomie. — *Amer. Journal opht.*, mai 1899.

12 Barban. Contribution à l'étude de l'extraction capsulaire partielle ou totale dans l'opération de la cataracte. Thèse, Lyon, 1889.

13 Barquissan. Quelques considérations sur les différents procédés d'extraction de la cataracte. Thèse, Montpellier, 1873.

14 Beaunis. Pression intraoculaire. *Nouv. élém. de physiol. hum.*, 2e édit., t. II, p. 1184, 1881.

15 Beer. *Lehre der Augenkrankheiten, Wien,* t. II, p. 367, 1817.

16 Bellarminoff. La Méthode graphique dans les recherches de la tension intra-oculaire. Extrait du laboratoire de physiologie du professeur Tarchanoff, à Saint-Pétersbourg. *Ann. d'ocul.*. t. XCVII, p. 181, 1887.

17 Berger. De l'extraction de la cataracte avec ou sans iridectomie. Thèse Lyon, 1888.

18 Bernard. La suture de la cornée après l'extraction de la cataracte. Thèse Paris, juillet, 1895.

19 Bettremieux. Étude sur l'extraction de la cataracte. Indication de l'iridectomie et recherches sur l'antisepsie opératoire. Thèse Paris, novembre 1885.

20 — Considération sur la pathogénie des enclavements de l'iris consécutifs à l'extraction simple de la cataracte. *Journ. d'ocul. du Nord de la France,* n° 2, août 1893, p. 39.

21 Bévérini. De l'enclavement de l'iris et de la cristalloïde antérieure après l'opération de la cataracte par l'extraction linéaire combinée à l'iridectomie. Thèse Paris, 1887.

22 Borry. De l'enclavement de l'iris consécutif à l'extraction de la cataracte d'après la méthode française. Historique, pathogénie, prophylaxie. Thèse, Lyon, 1889.

23 Bourgeois. Résultat de 80 opérations de cataracte. *Soc. franç. d'dpht.*, 1889.

24 Bowmann. On extr. of cataracte by a traction instrument with iridectomy, with..... *Opht. Hosp. Rep.* 1865, t. IV.

25 Bribonia (Messieurs). Avant, pendant et après l'extraction de la cataracte. — *Ann. d'ocul.*, 1889.

26 Bull. Report of 36 cases of cataract without iridectomy. — *New-York medical Journal*, 1er septembre 1887, p. 293.

27 Burnett (Swan). Clinique de Garfield's Hospital, États-Unis, 1888.

28 Cant. Extraction de cataracte sans iridectomie. — *Lancet*, p. 871, 1890.

29 — Du traitement du prolapsus de l'iris après l'extraction simple de la cataracte. — *Brit. med. Association*, section of ophtalmology, juillet 1892.

30 Casabianca. De l'iridectomie principalement dans ses applications à l'extraction de la cataracte. Thèse Montpellier, 1881.

31 Castel. Réflexions cliniques sur l'extraction de la cataracte. Thèse Montpellier, 1873.

32 Chavernac. Extraction de la cataracte. Retour à la méthode de Daviel. *Ann. d'ocul.*, t. LXXXIX, p. 43, 1883.

33 Chélius. *Traité pratique d'ophtalmologie*, 1839.

34 Chibret. De l'opération de la cataracte. *Arch. d'opht.*, 1884.

35 — Procédé de sphinctérectomie et d'iridectomie applicable à l'opération de la cataracte. *Soc. franç. d'opht.*, 1884.

36 Christowitch. Du procédé de choix dans le traitement chirurgical de la cataracte. *Bull. gén. de thérapeut.*, 30 septembre 1888.

37 Cloquet et Bérard. Article Cataracte du *Dictionnaire de médecine*, Paris, 1884.

38 Coppez Des progrès récents réalisés dans l'opération de la cataracte. *Journal de la Société royale des sc. méd. et natur. de Bruxelles*, 1887.

39 — Compte rendu de la clin. opht. de l'hôpital Saint-Jean en 1887. Bruxelles 1888.

40 CRITCHETT. Remarques pratiques sur l'extraction de la cataracte. *Soc. franç. d'opht.*, 1886.

41 CUCHE. Du traitement de la cataracte pendant ces quinze dernières années dans le service ophtalmologique de Lyon. Thèse, Lyon, 1886.

42 CUISNIER. De l'extraction de la cataracte sénile par la méthode à lambeau périphérique du Dr de Wecker, Thèse Paris, 1877.

43 DESMARRES. Traité théorique et pratique des maladies des yeux, 1847.

44 DESMARRES FILS. Leçons cliniques d'ophtalmologie, 1873.

45 DIAOUX. *Ann. d'ocul.* p. 239, 1892.

46 DUFOUR. Opération de la cataracte par lambeau inférieur. *Soc. franç.* 1898.

47 EBNERS. Compte rendu sur quatre cents extractions de cataracte sénile faites par le prof. Rothmand chez les malades de la clin. ophtalm. de la Faculté de Munich. *Münch. med. Woch.*, 1897, n° 11.

48 FAGE. L'extraction simple de la cataracte sur les yeux atropinisés. *Soc. franç. d'opht.*, 1894.

49 FANO. Traité pratique des maladies des yeux, 1886.

50 FUCHS. Manuel d'ophtalmologie, 1892.

51 GAILLET. Opération de la cataracte par l'extraction au moyen de l'iritomie simple. *Gaz. hebd. de méd. et de chir.*, 1881.

52 GALEOZWSKI. Nouveau procédé d'extraction de la cataracte ou extraction latérale. *Gaz. des hôp.*, p. 142, 1871.

53 — Sur la nécessité d'abandonner l'incision de l'iris dans l'extraction de la cataracte pour revenir à une extraction simple à lambeau modifié. *Soc. de chir.* 1882.

54 — De la nouvelle méthode d'extraction de la cataracte sans excision de l'iris. *Recueil d'opht.*, février 1883, p. 65.

55 — De l'extraction de la cataracte sans iridectomie et des soins consécutifs. *Soc. franç. d'oph.*, 1885.

56 — Choix de la méthode opératoire de la cataracte. Moyen d'éviter les complications. Congrès d'opht. de Paris, 3 mai 1887.

57 Galezowski. Traité des maladies des yeux, 1888.

58 — Quelques mots sur l'extraction de la cataracte et sur l'application dans quelques cas de l'iridectomie. *Recueil d'opht.*, n° 9, 1889.

59 — De la suture de la cornée et de la sclérotique, ses indications, mode opératoire. *Soc. franç. d'opht.*, 1891, p. 50.

60 — Extraction de la cataracte sans iridectomie. Ses avantages et ses écueils. *Soc. franç. d'opht.*, 1893.

61 Gama Pinto (Da). Zur behandlung des Irisvorfalls bei Hornhaut geschwüren, *Klin. Centralbl. f. Augenk.*, janvier 1887.

62 Gauran. Pronostic et traitement des hernies de l'iris. *Normandie médicale*, n° 1, 1er novembre 1885.

63 Gayet. Essai sur le retour de l'extraction de la cataracte à la méthode française. *Lyon médical*, 31 mai 1885.

64 — Rapport sur les cataractes. Congrès d'Heidelberg, 9 août 1888.

65 Giraud-Teulon. *Gaz. des hôpitaux*, 1873, n° 38, p. 339.

66 Gomes. Du traitement de la cataracte par l'extraction linéaire modifiée. Procédé de de Græfe, Thèse Montpellier, 1870.

67 Græfe (de). Deux modifications de l'opération de la cataracte. *Arch. für Opht.*, t. V, 1860.

68 — De l'extraction linéaire modifiée. *Arch. für Opht.*, t. XI, p. 1, 1865.

69 Grand. Aperçu sur les opérations de la cataracte par l'extraction. Thèse Paris 1893.

70 Grandclément. Indications principales des myotiques, en particulier de l'ésérine. *Soc. franç. d'opht.* 1883.

71 — Sur le meilleur mode de traitement des hernies de l'iris, *Soc. franç. d'opht.* 1895.

72 — Sur quelques points encore mal déterminés de la cataracte et de son traitement. *Soc. franç. d'opht.* 1898.

73 Gros. De l'extraction linéaire combinée dans le traitement de la cataracte et des accidents qui compliquent cette méthode. Thèse Paris, 1872.

74 Von Hasner. Die neuste Phase der Staaroperationen. Prague 1868.

75 Hippel (von). Sur l'état actuel de l'extraction de la cataracte. *Münch. med. Woch.* 1893, n° 36.

76 Hyades. Des méthodes générales d'opération de la cataracte et en particulier de l'extraction linéaire modifiée. Thèse Montpellier, 1870.

77 Kalt. De la suture cornéenne après l'extraction de la cataracte. *Arch. d'opht.*, octobre 1894, p. 639.

78 Kamoki. Quelques mots sur l'article de M. Mutermilch, « l'extraction de la cataracte ». *Gaz. lek.*, 36, 1893.

79 Knapp. Rapport sur cent extractions de la cataracte, d'après la nouvelle méthode de de Graefe. *Arch. f. Opht.* 1867, t. XIII, première partie I, p. 85.

80 — Compte rendu de trois cents opérations de cataracte sans iridectomie. *Arch. f. Augenk.*, XXII Bd, 1890.

81 — Rapport sur une troisième série de cent extractions de cataracte sans iridectomie. *Arch. f. Opht.*, XIX, 280, 1891.

82 — Quelques observations sur l'opération de la cataracte ; résultat de quatre cents opérations. Huitième Congrès internat. d'opht. Édimbourg 1894.

83 Koenig. Le procédé à lambeau scléral appliqué dans l'opération de la cataracte. *Soc. franç. d'opht.* 1898.

84 Lagrange. *Précis d'ophtalmologie*. Doin, Paris, 1897.

85 Landolt. *Centralbl. f. Augenk*, 1879.

86 — L'opération de la cataracte de nos jours. *Arch. d'opht.* 1897, n° 7.

87 Lopez. Guérison spontanée d'un prolapsus de l'iris après l'extraction de la cataracte. *Rev. gén. d'opht.* 1891, p. 368.

88 Machek. Sur l'opération de la cataracte sans iridectomie. *Breg. dek*, 1893, n°s 2 et 3.

89 Mackensie. Traité des maladies des yeux, 1854.

90 Manolescu. A propos de l'extraction simple de la cataracte. *Roumanie médicale*, 1893, n° 1, p. 17.

91 Mesguen. De l'opération de la cataracte par extraction linéaire modifiée. Thèse Montpellier 1871.

92 Millingen (van). ... et des mesures à prendre pour éviter le prolapsus de l'iris dans l'opération simple de la cataracte. *Congrès intern.* Rome 1894.

93 Minor. Compte rendu de vingt-cinq extractions de cataracte. *Arch. f. opht.*, XX, n° 1, p. 69, 1891.

94 Monoyer. Extraction de la cataracte par le procédé quasi-linéaire ou à section mésocyclique simple ou composée. Nancy 1878.

95 Moura Brazil. Un nouveau procédé pour l'opération de la cataracte; extraction mixte avec iritomie. *Arch. opht. de Lisboa,* 1881.

96 Mutermilch. L'extraction de la cataracte sans iridectomie sur un œil atropinisé. *Ann. d'ocul.*, p. 81, 1893.

97 — Extraction de la cataracte sans iridectomie sur l'œil atropinisé. *Gaz. lek.*, n° 36, 1894.

98 — Réponse à M. Kamoki. *Gaz. lekomka*, 1894.

99 Nicati. De l'excision fenêtrée de l'iris (in Notes de chirurgie oculaire). *Arch. d'opht.*, 1883, p. 400.

100 — La glande, l'humeur aqueuse. *Arch. d'opht.*, n° 6 de 1890 et 1 et 2 de 1891.

101 — A la recherche d'un procédé d'extraction de la cataracte capable d'éviter les enclavements et les hernies ou d'en atténuer les effets. *Arch. d'opht.*, p. 731, 1892.

102 — Expulsion spasmodique du vitré dans les opérations de la cataracte. *Arch. d'opht.*, p. 767, 1897.

103 Nuel. — Prévention du prolapsus irien dans l'extraction simple de la cataracte. *Soc. franç. d'ohpt.*, 1897.

104 Pagentæscher. Conseils pratiques aux jeunes oculistes sur l'opération de la cataracte. *Klin. Monatsbl.* nov. 1894.

105 Panas. Opération de la cataracte par l'extraction. Premier Congrès français de chirurgie, Paris, 1885.

106 — Du choix du meilleur procédé d'extraction de la cataracte. *Arch. d'opht.*, 1885.

107 Panas. Du passé et du présent dans l'opération de la cataracte par extraction. Clinique faite à l'Hôtel-Dieu. *Sem. méd.*, mars 1886, p. 82 et 105.

108 — Des opérations de cataracte par extraction pratiquées à la clinique de l'Hôtel-Dieu dans les trois dernières années avec lavage de la chambre antérieure. *Arch. d'opht.*, 1888.

109 — Traité des maladies des yeux. Masson, Paris, 1894.

110 Parinaud. Le prolapsus de l'iris dans l'extraction simple de la cataracte. Soc. franç. d'opht., 1891

111 Perrin (Maurice). Des divers procédés d'extraction de la cataracte. Soc. de chir. 1873.

112 — Remarques au sujet de la communication de M. Panas sur l'opération de la cataracte. *Bulletin de l'Académie de méd.*, 1886.

113 Pflüger. Le prolapsus de l'iris et sa prophylaxie. Deuxième Congrès internat. des sc. méd., tenu à Moscou, 1897.

114 — De la prévention du prolapsus de l'iris dans l'extraction simple de la cataracte sénile. Deuxième Congrès international des sc. méd., tenu à Moscou, 1897.

115 Pinel-Maisonneuve. Contribution à l'étude des indications de l'iridectomie dans la cataracte. Thèse Paris, 1887.

116 Plettinck-Bauchau. Des inconvénients de l'opération de la cataracte avec iridectomie comparés aux avantages de l'extraction simple avec le lambeau semi-elliptique de Galezowski, pratiquée à l'Institut ophtalmologique de Bruges. *Soc. franç. d'opht.*, 1896.

117 Pommier. Étude sur l'iridectomie. Thèse Paris, 1870.

118 Renan. De la valeur de l'iridectomie dans l'extraction de la cataracte au point de vue des résultats de l'opération, contribution à l'étude comparée des procédés de Græfe et de Daviel. Thèse Nancy, 1886.

119 Rohmer. De la suture conjonctivale appliquée à l'extraction de la cataracte. *Soc. franç. d'opht.*, 1898.

120 Rossander. Sur l'enclavement de la capsule dans l'extraction de la cataracte et sur l'iridectomie. *Hygiea*, avril 1883.

121 Roux. Des principaux procédés de l'extraction de la cataracte et en particulier de l'extraction linéaire sans iridectonie. Thèse Montpellier, 1878.

122 Santoz Fernandez. Hernie volumineuse de l'iris après l'extraction simple de la cataracte. Résumée in *Rev. gén. d'opht.*, 1893.

123 Sauvage. De l'extraction de la cataracte, méthode à lambeau périphérique sans iridectomie. Thèse Paris 1883.

124 Schweigger. Extraction à lambeau inférieur sans iridectomie. *Arch. f. Augenk*, t. XXXVI, 1897.

125 Sérébrennicowa. Rapport sur 300 opérations de la cataracte *Westniick ophtalmologii*, 1891.

126 Sichel. *Traité de l'ophtalmie, la cataracte et l'amaurose.* pour servir de supplément au *Traité sur les maladies des yeux* de Weller. Paris, 1837.

127 Simi Compte rendu de son service à l'hôpital de Lucques. *Bulletin d'oculistique*, juin 1886.

128 Snellen. De Operatie der senile Cataract. *Acad. præfschr. Utrecht*, 1872.

129 Stoeber. Description du procédé quasi-linéaire simple ou composé. Paris, 1877.

130 Steffan. *Arch. f. Augenk*, XXXV, 2, p. 183.

131 — Correspondance sur l'extraction de la cataracte. *Klin. Monatsbl.* octobre 1889.

132 Suarez de Mendoza. La suture de la cornée dans l'extraction de la cataracte. Nouveaux faits à l'appui. *Soc. franç. d'opht.*, 1891.

133 — Nouveaux faits de suture de la cornée dans l'extraction de la cataracte. *Soc. franç. d'opht.*, 1892.

134 — Nouveaux faits à l'appui des avantages qu'offre la suture de la cornée dans l'opération de la cataracte. *Soc. franç. d'opht.*, 1898.

135 Sulzer. Documents servant à l'histoire de l'extraction de la cataracte. — Essai historique. *Ann. d'oc.*, novembre et décembre 1895.

136 Swanzy. De l'extraction de la cataracte par la méthode combinée. *Proceedings of ophtalmological Society* 8 juin 1893.

137 Taylor (Ch. Bell). On new method of extracting in cases of cataract. Édimbourg, 1868.

138 — Nouvelles remarques sur une méthode perfectionnée d'extraction du cristallin dans les opérations de la cataracte, 1871.

139 — On extraction of cataract by peripheral section of the iris, without invaging the pupil. *Med. Times and Gaz.* 12 octobre 1872.

140 — Méthode pour empêcher le prolapsus de l'iris après l'extraction de la cataracte. Congrès de Londres, 1877.

141 — L'extraction de la cataracte à notre époque. *Ann. d'ocul.* février 1895.

142 Travers. Further observations of cataract. *Medico-chirurgical Transactions of London*, 1814.

143 Vacher. De l'opération de la cataracte. *Gaz. hebdom.*, avril 1886.

144 — Remarques sur une série de 100 opérations de la cataracte : 50 avec iridectomie, 50 sans iridectomie. *Soc. franç.. d'opht.*, 1893.

145 — Relations entre les enclavements de l'iris et l'ophtalmie sympathique. *Soc. franç. d'opht.* 1898.

146 Vian. Des progrès accomplis dans le traitement chirurgical de la cataracte et du procédé de choix. Thèse Paris, 1883.

147 Volkow. Contribution à l'extraction de la cataracte sans iridectomie. *Westnik Ophtalmologii*, 1891.

148 Wagner. Rapport sur 1000 extractions de cataracte d'après la méthode de de Græfe. *Westnik Ophtalmologie*, janvier-février 1892.

149 Warlomont. Des procédés d'extraction de la cataracte et spécialement de l'extraction médiane *Gaz. hebd.*, 1873.

150 Warlomont. Extraction de la cataracte. — ...Vingt-cinq ans de son histoire. *Ann. d'ocul.*, t. XCV, d. 686.

151 Webster. Rapport sur 118 cas d'extraction de la cataracte. *Manatt an Ege an Ear Hospital reports*, 1895.

152 Wecker. Chirurgie oculaire, Paris, 1879.

153 — L'extraction simple. *Ann. d'ocul.*, t. XCII, p. 207. 1884.

154 — Correspondance sur l'extraction de la cataracte. *Klin. Monatsbl*, octobre 1889.

155 — L'avenir de l'extraction de la cataracte. *Ann. d'ocul.*, mai-juin 1889.

156 — Extraction simple et extraction combinée. *Arch. d'opht.*, p. 657, 1892.

157 — L'extraction de la cataracte en 1752. *Ann. d'ocul.*, avril 1896.

158 Wecker et Landolt. — *Traité complet d'ophtalmologie*, t. I et II, 1886.

159 Weiss. De la transplantation d'un pont de conjonctive pour retenir les prolapsus iriens dans les larges pertes de substance de la cornée. *Soc. d'opht. d'Heidelberg*, août 1896.

160 Welz. Ueber Linear Extraction. *Klin. Monatsbl. f. Augenk.*, 1873, p. 370.

161 Williams. Remarks on the use of a suture to close the corneal wound after removal of cataract by flap extraction. *Opht. Hosp. Reports*, vol. VI, p. 28, 1867.

162 Wolfe. Nouveau procédé d'extraction de la cataracte. *Ann. d'ocul.* t. LX, août 1868, p. 25.

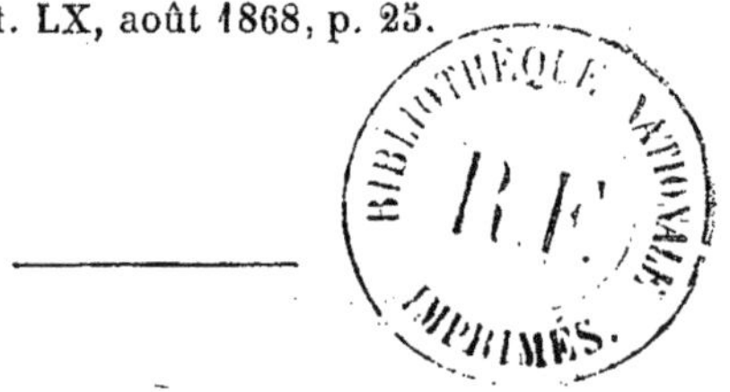

TABLE DES MATIÈRES

Lyon. — Imprimerie A. Storck et Cie, Rue de la Méditerranée, 8

www.ingramcontent.com/pod-product-compliance
Ingram Content Group UK Ltd.
Pitfield, Milton Keynes, MK11 3LW, UK
UKHW021553260726
13993UKWH00002B/820

9 782329 159263